LECHES VEGETALES, ZUMOS Y BATIDOS

Si este libro le ha interesado y desea que lo mantengamos
informado de nuestras publicaciones, puede escribirnos a
comunicacion@editorialsirio.com,
o bien suscribirse a nuestro boletín de novedades en:
www.editorialsirio.com

Diseño de portada: Editorial Sirio, S.A.

EDITORIAL SIRIO, S.A.
C/ Rosa de los Vientos, 64
Pol. Ind. El Viso
29006-Málaga
España

NIRVANA LIBROS S.A. DE C.V.
Camino a Minas, 501
Bodega nº 8,
Col. Lomas de Becerra
Del.: Alvaro Obregón
México D.F., 01280

DISTRIBUCIONES DEL FUTURO
Paseo Colón 221, piso 6
C1063ACC
Buenos Aires
(Argentina)

www.editorialsirio.com
sirio@editorialsirio.com

I.S.B.N.: 978-84-16233-97-7
Depósito Legal: MA-57-2016

Impreso en Imagraf Impresores, S. A.
c/ Nabucco, 14 D - Pol. Alameda
29006 - Málaga

Impreso en España

Puedes seguirnos en Facebook, Twitter, YouTube e Instagram.

Cecilia Benedit

LECHES VEGETALES, ZUMOS Y BATIDOS

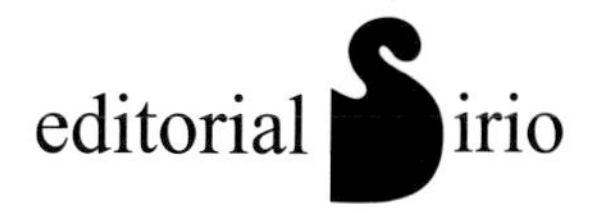

A mis hijas, con todo mi amor

VIVE CON SENCILLEZ.
FLUYE.
DIVIÉRTETE. ABRE TU TIEMPO.
ABRAZA A LAS PERSONAS
QUE AMAS.
CAMINA. VIBRA CON LA TIERRA.
SIÉNTETE VIVO.

PRÓLOGO

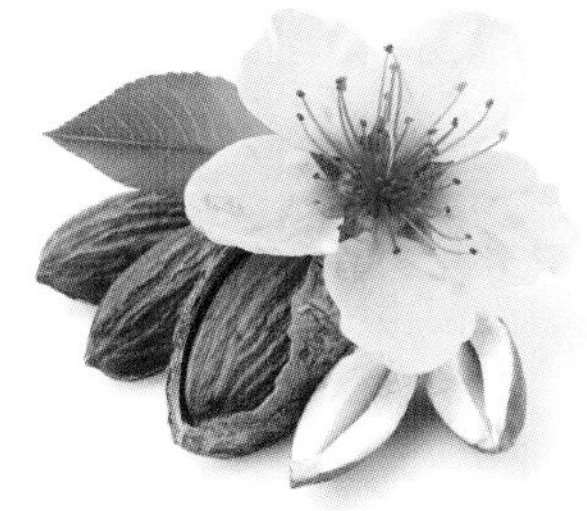

Esta compilación de información, ilustrada de manera muy completa y colorida, permite dejarse guiar por el mundo de los recursos naturales para crear leches de origen vegetal que colaboren en el desarrollo y el crecimiento de los jóvenes de nuestro tiempo con opciones más saludables, nutritivas y sabrosas. Así también, presenta zumos y batidos que pueden completar la alimentación de los adultos en todas las etapas vitales.

Mi reconocimiento al valor de Cecilia Benedit, que frente a la situación de crisis no se dejó vencer y más bien la comprendió como una oportunidad que la impulsó a investigar y aprender nuevos recursos para recorrer nuevos caminos.

Cecilia alienta a todas las mujeres y madres en la necesidad y a todos aquellos movidos por causas personales, a transformar las dificultades en oportunidades de aprendizaje, abriendo el camino al andar e invitando a entrar en un mundo de múltiples posibilidades.

Que la labor de las madres sea criar niños más sanos al tiempo que refuerzan la felicidad y la salud de toda la familia.

Doctora CINTHIA BLUMENCWEJG,
médico naturista

RESUMEN DEL CONTENIDO

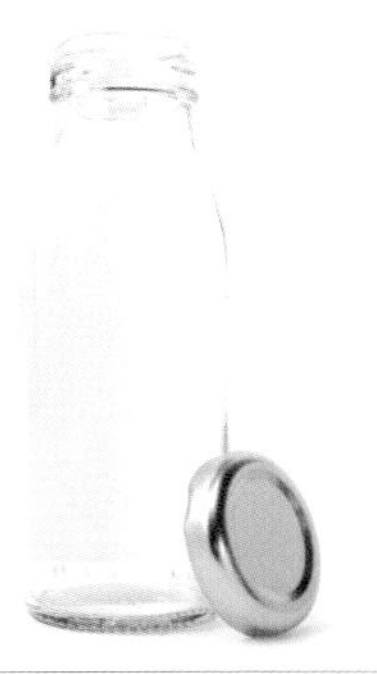

Lista de utensilios

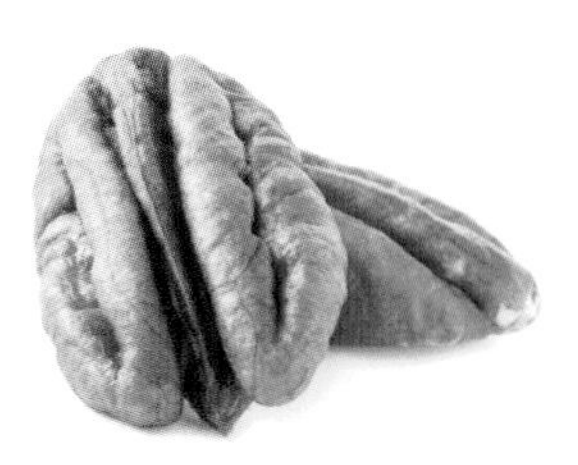

Lista de alimentos

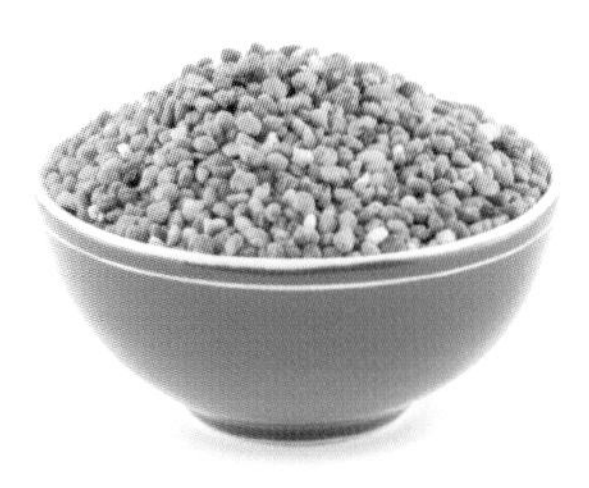

Superalimentos

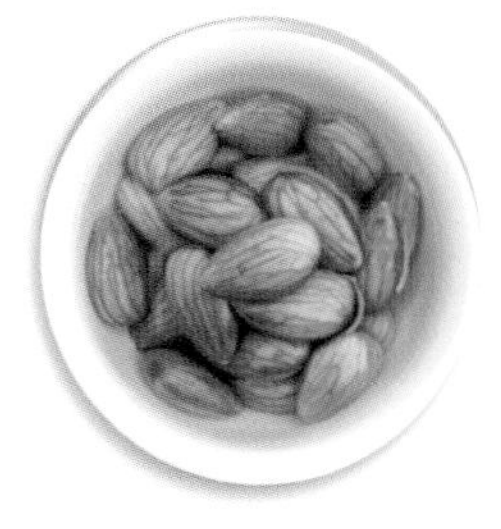

Activar las semillas

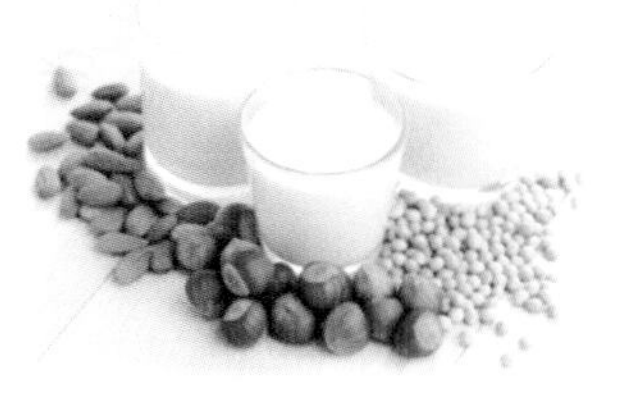

Leches vegetales

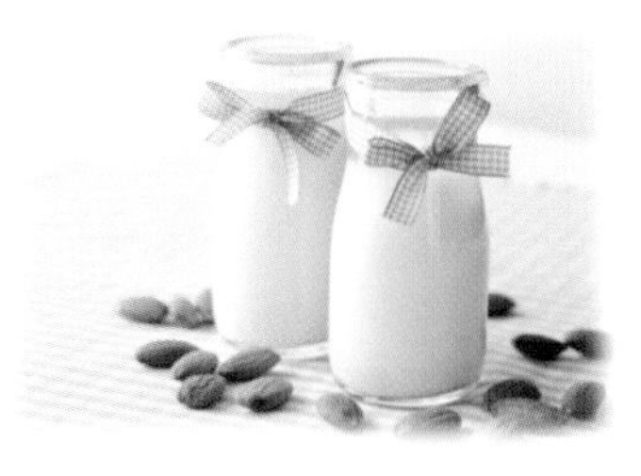

Leches vegetales para bebés

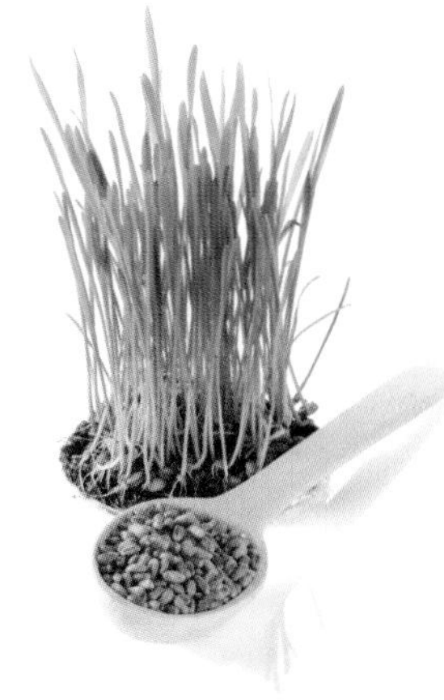

Germinados. Zumo de clorofila

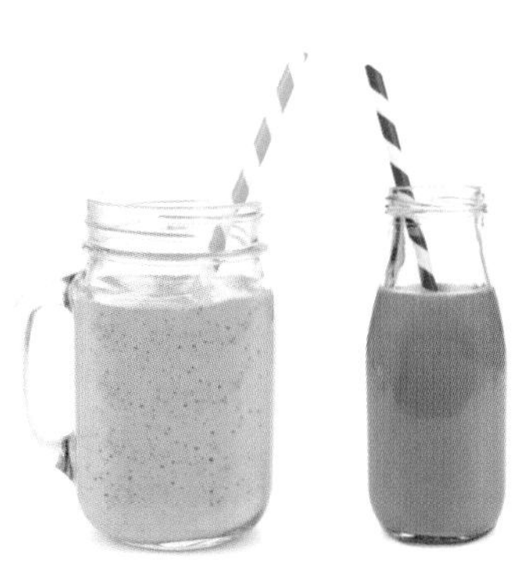

Batidos y zumos. Helados con leche vegetal

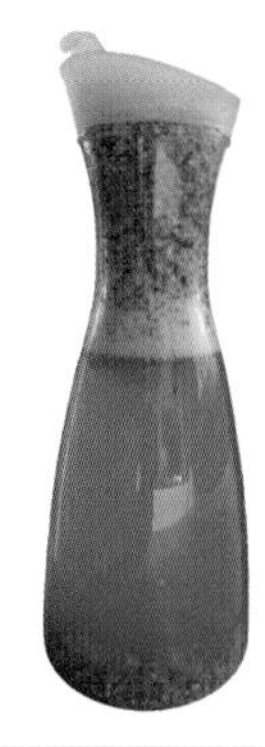

Agua enzimática, kéfir, aguas alcalinas

INTRODUCCIÓN

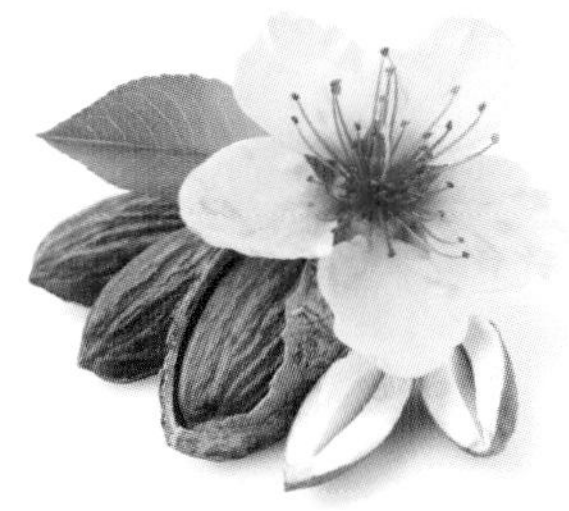

Este libro es una reunión de recetas de leches vegetales, zumos y batidos, así como de elaboración de kéfir, de agua enzimática (rejuvelac) y de aguas alcalinas. Está basado en experiencias, investigaciones y observaciones personales de la autora. Mi intención es ofreceros información de recetas ricas y saludables con material recopilado de diferentes autores. Para profundizar, puedes consultar las fuentes y la bibliografía citada. Ante cualquier duda, consulta a tu médico, al pediatra en el caso de los bebés y niños o al profesional especialista en nutrición de tu elección.

Así comencé

Hoy en día todos sabemos que el mejor alimento para los bebés es la leche materna y que durante los seis primeros meses, lo óptimo es que sea el único que reciban. Sin embargo, en mi caso personal, antes de que mi hija cumpliera los tres meses, tuve que suplementarla para que pudiese ganar peso. En ese momento, con la autorización del pediatra, elegimos hacerlo con un alimento natural. Además de continuar con la leche materna a libre demanda (hasta los dos años), comencé a preparar dos leches vegetales: la de cereales integrales (kokkoh) y la de almendras peladas. En ambos casos usaba alimentos orgánicos, agua filtrada y muy poco endulzante, eligiendo mizuame, una miel de arroz moti integral, de lenta absorción. Era consciente de que los bebés, hasta el año de vida, están construyendo su flora intestinal y mi intención era acompañar y respetar ese proceso. Otro factor que siempre cuidé es la higiene, evitando usar productos químicos. Ambas leches dieron resultados positivos inmediatos. Mi hija comenzó a ganar peso sin sufrir molestias, reflujo, alergias ni estreñimiento, mostrando excelente ánimo y atención. A partir de los siete meses fui incorporando también la leche de coco, la de sésamo blanco y la de copos de avena. Siempre probando los ingredientes por separado para comprobar en cada caso su buena tolerancia y aceptación. A esa edad también incorporé en su alimentación zumo de zanahorias solas peladas y de zanahoria con naranja o perejil, además de postres licuados con manzanas orgánicas, mizuame y esencia de vainilla, hechos en casa. Con el tiempo aprendí que la vainilla tiene un componente parecido a la leche materna, motivo de su gran éxito en la aceptación de bebés y niños. Hoy, con cuatro años, mi hija Indiana continúa tomando sus leches vegetales y estas representan un porcentaje importante de su nutrición.

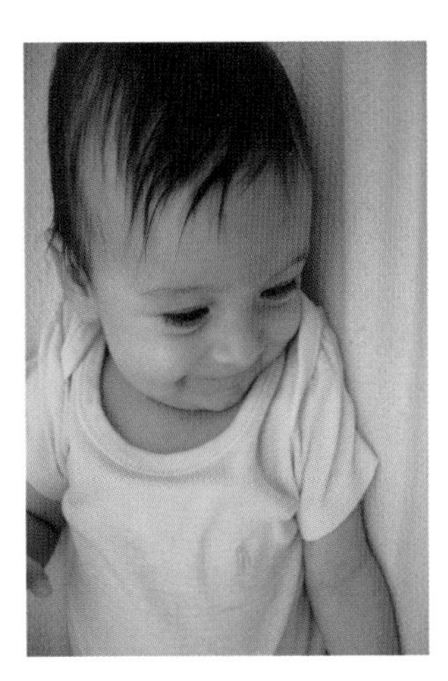

Espero que este libro de recetas sea útil para los padres preocupados por la salud de sus hijos. Hoy en día hay muchos profesionales de la salud y de la nutrición que pueden asesoraros en vuestras dudas e inquietudes.

Ante cualquier duda, consulta al pediatra de tu hijo.

Sin embargo, este libro no es solo útil para los más pequeños: todas aquellas personas que buscan incorporar nuevas alternativas de alimentación que además fortalezcan, revitalicen y aporten energía al cuerpo, encontrarán a continuación recetas de leches vegetales de distintos sabores y texturas. También he incluido cómo activar y germinar las semillas, batidos energéticos –ideales como desayuno o merienda–, zumos vegetales y la elaboración de agua enzimática, kéfir y aguas alcalinas. Esta recopilación tiene el objetivo de ofrecer información, para que el lector pueda explorar recetas diferentes, todas ellas basadas en semillas, frutos secos, cereales, legumbres, frutas, verduras, algas, raíces, aceites vegetales y endulzantes saludables. Estos alimentos nobles, simples, naturales, vibrantes, nutritivos, milenarios, de diversas texturas, sabores y propiedades, nos dan la oportunidad de ampliar nuestros conocimientos a fin de nutrirnos de forma creativa y saludable. La idea es que cada persona pueda inventar sus propias recetas, dependiendo de sus gustos y necesidades particulares, a medida que vaya integrando nuevos ingredientes y formas de combinarlos.

LOS INGREDIENTES

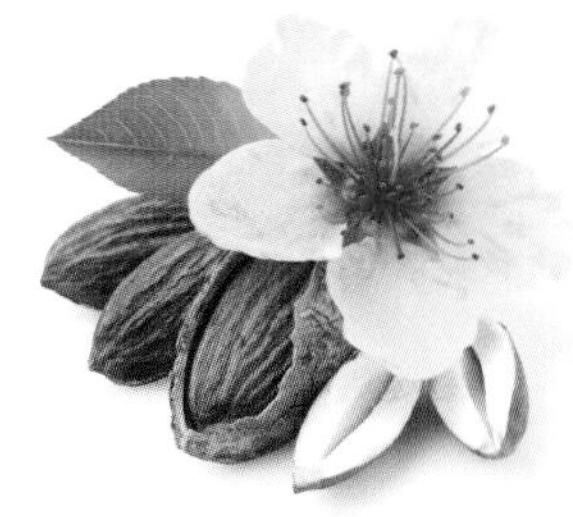

La importancia de la materia prima

Para obtener preparados ricos y nutritivos es fundamental seleccionar cuidadosamente los ingredientes que vamos a utilizar. Todos y cada uno de ellos son importantísimos en el momento de hacer leches, licuados, zumos y aguas enzimáticas. Si seleccionamos ingredientes de buena calidad , preferentemente naturales y orgánicos, libres de agrotóxicos y en lo posible que no sean transgénicos (alterados genéticamente), vamos a obtener un preparado final mucho más nutritivo y natural para nuestro organismo. También usar agua de buena calidad es fundamental. La idea es incorporar nuevas alternativas de alimentación y experimentarlas.

Desde mi punto de vista, muchas veces comemos en exceso porque el cuerpo recibe cantidad pero no calidad: al no darse por satisfecho en cuanto a los nutrientes, continúa pidiendo más. Al contrario, si un simple licuado es lo suficientemente nutritivo y nuestro organismo registra que ha recibido el aporte nutricional suficiente, dejamos de tener hambre aunque culturalmente parezca que hemos «comido poco». Con respecto a las frutas y verduras, siempre serán mejor las que corresponden a la estación del año (en precio y en calidad). Soy consciente de que no siempre es fácil cumplir todos estos requisitos. Muchas veces nos encontraremos mezclando ingredientes orgánicos con otros que no lo son. Lo importante es hacerlo lo mejor posible, experimentar y animarse a avanzar paso a paso, escuchando las señales que nos da el cuerpo.

HIGIENE

La importancia de la higiene

Es fundamental mantener una higiene adecuada durante todo el proceso de preparación, evitando usar detergentes químicos en la limpieza de los alimentos, de las bolsas de tela (para filtrado de leches y zumos o para realizar germinados) y de los utensilios. En mi experiencia uso jabón blanco neutro, libre de químicos, y enjuago bien con agua tibia. Hay que tener en cuenta que durante el proceso de preparación trabajaremos con alimentos vivos, sensibles a la calidad del agua, la temperatura y la humedad.

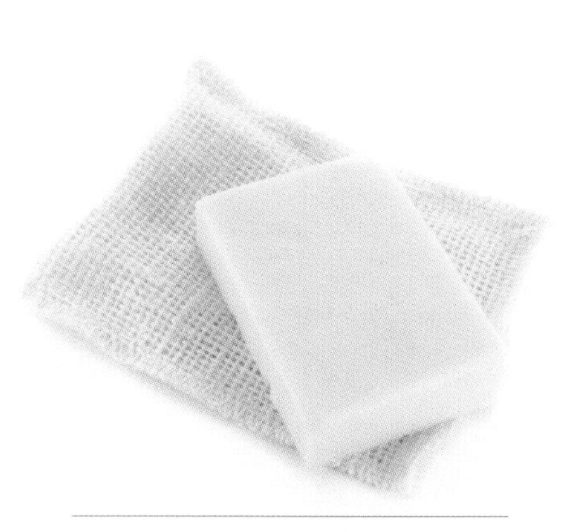

Jabón blanco neutro para higienizar

También retiro la cáscara a las frutas o verduras que hayan sido tratadas con agrotóxicos o bien las lavo con jabón blanco neutro o con bicarbonato de sodio. Esto también se aplica a las verduras de hojas verdes, la cáscara de limón, etc. Idealmente usaremos la cáscara de las frutas cuando sean naturales y orgánicas para aprovechar sus nutrientes.

LISTA DE UTENSILIOS

A efectos prácticos, he realizado una lista de los distintos utensilios que utilizaremos para los preparados. Tener materiales de buena calidad es fundamental para obtener los mejores resultados en nuestras elaboraciones.

¿Dónde conseguir estos utensilios?

Las bolsas de tela que se usan para filtrar leches y zumos y también para realizar germinados se pueden conseguir en dietéticas, en tiendas naturistas, en restaurantes orgánicos o por internet. Los robots de cocina también por internet, en tiendas de electrodomésticos o encargándolos a un proveedor amigo. Respecto de las ollas, te aconsejo que sean de calidad (de acero inoxidable o hierro), evitando el aluminio y el teflón, que desprenden sustancias que preferimos no ingerir. En cuanto a los envases de guardado, siempre es mejor que sean de vidrio con bocas lo suficientemente grandes para poder limpiarlos e higienizarlos después de cada uso, con jabón blanco neutro, pero pueden ser envases plásticos de buena calidad, siempre y cuando no coloquemos en ellos preparados calientes.

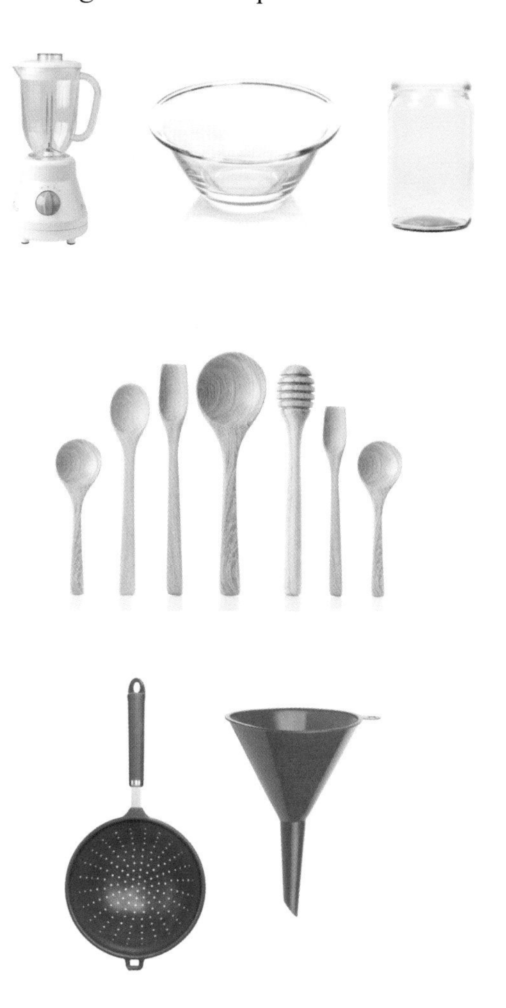

Utensilios que vamos a utilizar

- Batidora o similar.
- Bolsas de tela para germinados y para filtrar leches vegetales y zumos.
- Recipiente donde volcar las preparaciones filtradas.

- Recipientes para guardar los preparados (con boca ancha para lavarlos bien cada vez).
- Cucharas de madera de varios tamaños.
- Olla de acero inoxidable o de hierro para leches con cocción (evitar aluminio o teflón).
- Coladores de malla fina para enjuagar las semillas. Los de plástico servirán para hacer kéfir o colar preparaciones. Embudo para envasar.
- Frascos de vidrio para activar semillas o hacer kéfir.
- Jabón blanco neutro para la higiene de los utensilios.

CÓMO CONSUMIR LAS PREPARACIONES

Es conveniente consumir las preparaciones a temperatura ambiente o bien tomarlas frías, recién sacadas de la nevera. De todos modos, para aquellas personas que deseen tomarlas tibias es mejor calentarlas por debajo de los 45 grados de temperatura. De este modo conservaremos las propiedades nutricionales y enzimáticas de los alimentos, como también sus sabores genuinos.

Para entibiar las preparaciones basta con utilizar un cazo de acero inoxidable durante quince segundos (en caso de que la preparación esté a temperatura ambiente) o entre treinta y cuarenta y cinco segundos aproximadamente (en caso de haberla sacado de la nevera), a fuego medio y removiendo con una cuchara de madera.

Las enzimas - ¿Qué función cumplen?

Las enzimas son proteínas complejas que catalizan reacciones químicas permitiendo el desarrollo de todas las funciones celulares de nuestro cuerpo. Catalizar significa acelerar la velocidad de una reacción química que, en ausencia de las enzimas, tardaría un tiempo que la biología no tiene para esperar.*

Las enzimas intervienen en casi todos los procesos metabólicos de nuestro organismo. Más allá de que nuestro cuerpo las produzca, es importante realizar un aporte enzimático desde los alimentos, principalmente en los adultos.**

* Doctora Cinthia Blumencwejg, médica naturista.

** En el libro *La enzima prodigiosa*, el doctor Hiromi Shinya nos explica todo sobre la importancia de las enzimas.

En este caso, los alimentos crudos –frutas, verduras, granos, semillas, raíces y frutos secos– nos proporcionan un gran aporte enzimático. Si bien las enzimas se destruyen a altas temperaturas (más de 45 grados), consideramos también importantes los alimentos vegetales cocidos, que nos ofrecen, a su vez, otros aportes nutritivos, como por ejemplo el arroz yamaní cocido, la cebada, la avena, las legumbres cocidas, etc.

Importante: los nutricionistas naturistas recomiendan NO utilizar microondas para entibiar ninguno de los preparados mencionados en este libro debido a que sus ondas afectan al campo electromagnético de los alimentos, modificando también sus moléculas de agua.

LISTA DE ALIMENTOS

A efectos prácticos, he realizado una lista de distintos alimentos que utilizaremos para nuestros preparados, por si es de utilidad a la hora de ir de compras. Adjunto en la lista los llamados superalimentos por sus concentrados y aportes nutritivos diversos. Cuando vayamos a adquirirlos, intentemos seleccionar los alimentos de mejor calidad, en lo posible orgánicos, libres de agrotóxicos y no alterados genéticamente (transgénicos).

¿Dónde conseguir estos alimentos?

Se pueden conseguir en dietéticas, en tiendas naturistas, en ferias orgánicas o, como hago yo, pidiéndolos al por mayor a algún proveedor amigo de la zona; de este modo ahorraremos dinero y nos aseguraremos un buen control de calidad de los alimentos. También existen guías y mapas verdes con varias direcciones donde se pueden adquirir estos productos, o bien por internet.

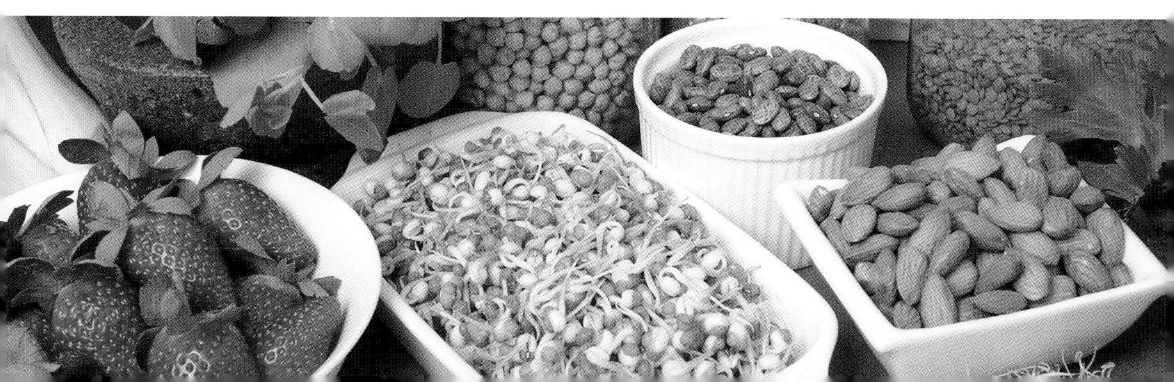

ENDULZANTES SALUDABLES

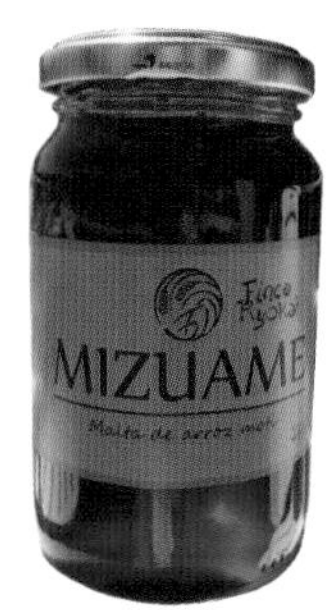

Miel de arroz moti

Es un producto de la milenaria cultura gastronómica japonesa. De elaboración tradicional, está hecho a partir de 100% arroz moti y una mínima proporción de trigo germinado que aporta las enzimas naturales para transformar el almidón del arroz moti en carbohidratos naturales, los cuales le otorgan un sabor único y exquisito.*

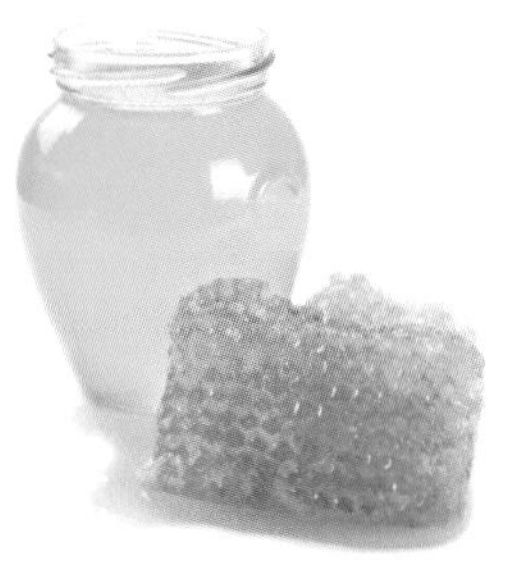

Miel de abejas natural

Se debe usar cruda (por debajo de los 45 grados de temperatura), para conservar todas sus propiedades enzimáticas, nutritivas y aromáticas. Una disposición legal exige no suministrar miel a los niños menores de un año.

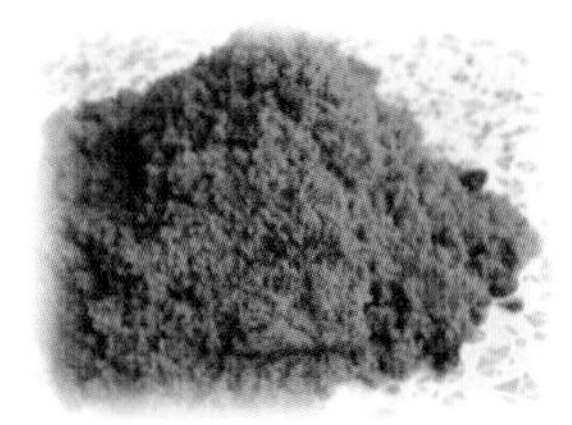

Azúcar integral orgánica tipo mascabo

Este azúcar se produce de acuerdo con un método tradicional introducido por los jesuitas, que preserva los valores nutritivos del zumo de caña.

No se debe confundir con el azúcar rubio, integral, moreno, etc., que suelen ser azúcares residuales del proceso de refinado del azúcar blanco.

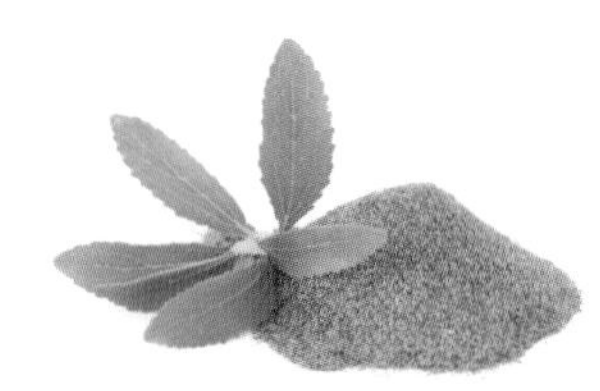

Estevia

Este edulcorante vegetal es una alternativa natural para las personas a las que se ha diagnosticado diabetes, para naturistas y para aquellos que siguen regímenes especiales. No aporta calorías ni tiene los efectos negativos de los edulcorantes sintéticos. Su color es verde cuando no está refinado, ya que se trata de la hoja molida.

* Fuente: Fincaryokai (Fincaryokai@gmail.com).

Uvas pasas, ciruelas, dátiles y otras frutas deshidratadas

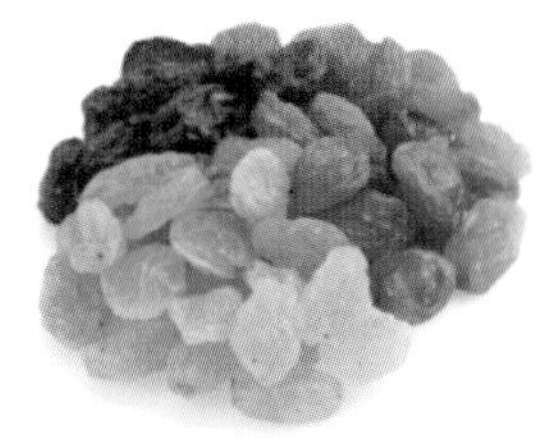

Lavados, remojados por la noche y deshuesados, funcionan como excelente endulzante natural para agregar a las preparaciones.

No utilizo azúcar blanco refinado para las recetas, porque carece de toda fuerza viva, vitaminas y minerales. Tampoco uso edulcorantes sintéticos.

SEMILLAS Y FRUTOS SECOS

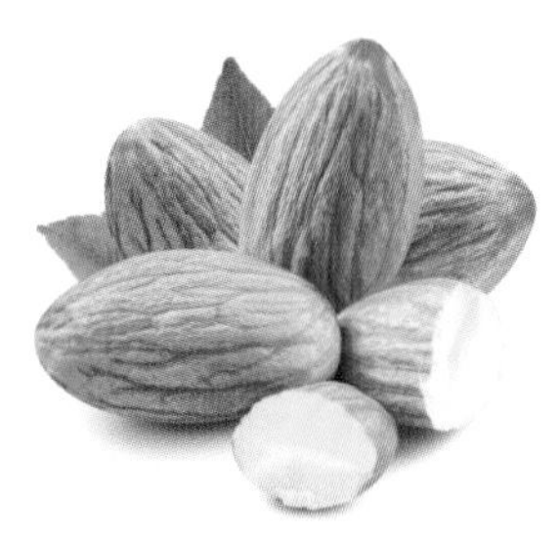

Almendras

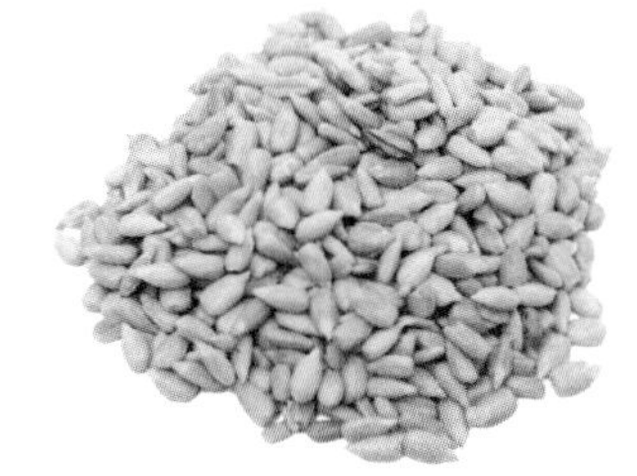

Semillas de girasol

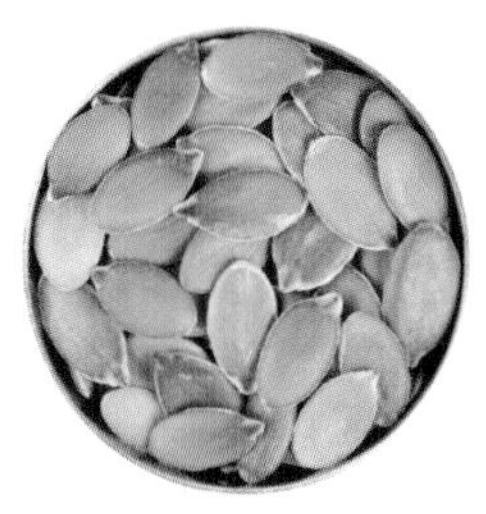

Semillas de calabaza

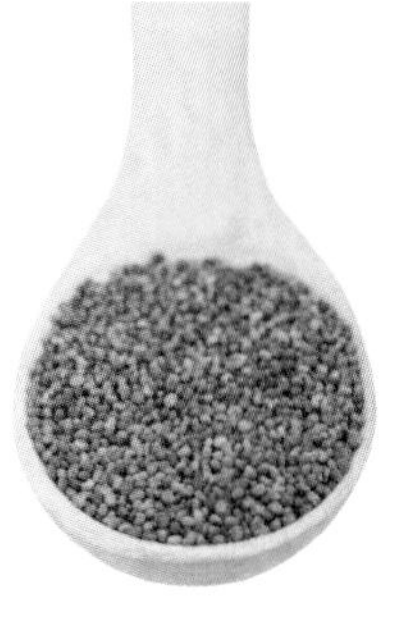

Semillas de amapola

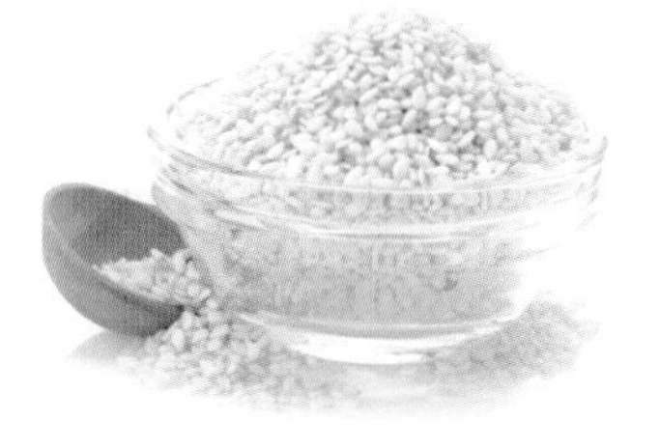

Semillas de sésamo blanco, negro e integral

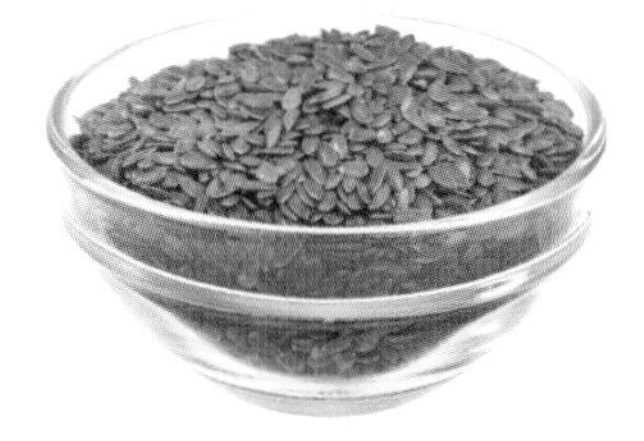

Linaza (semillas de lino)

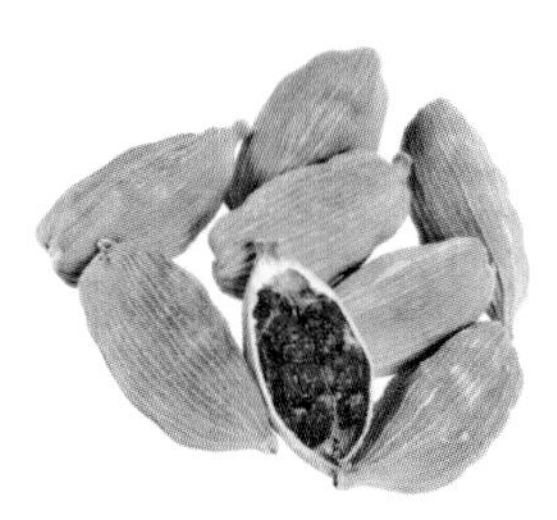

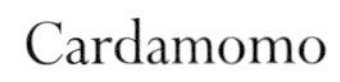

Cardamomo

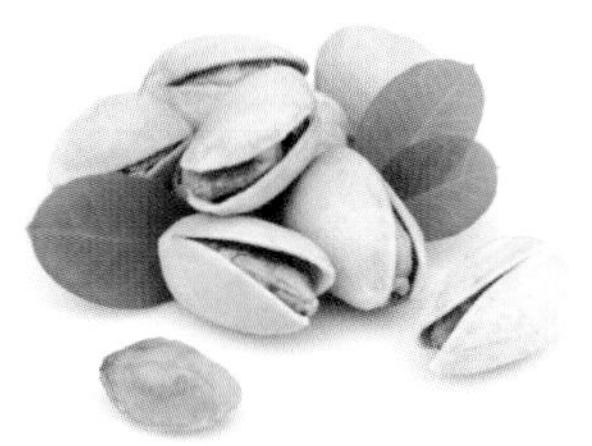

Pistachos

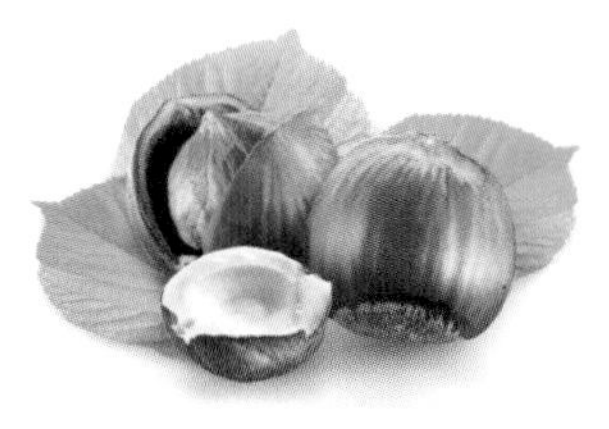

Avellanas

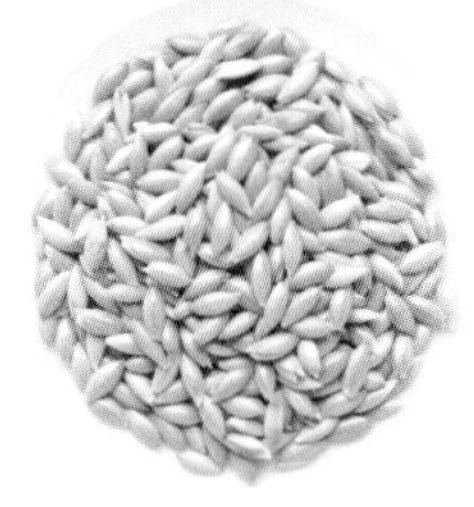

Alpiste para consumo humano

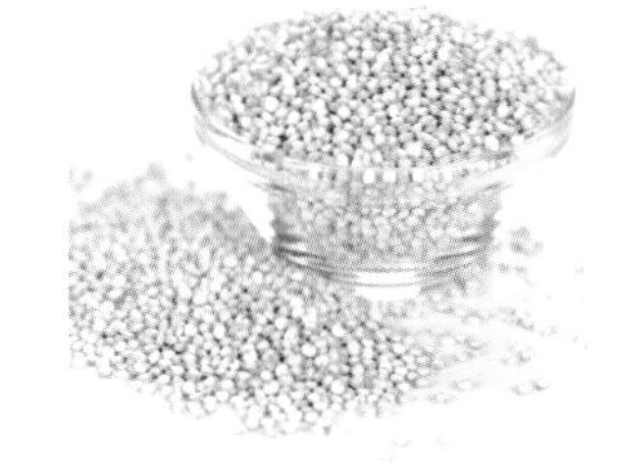

Quinoa

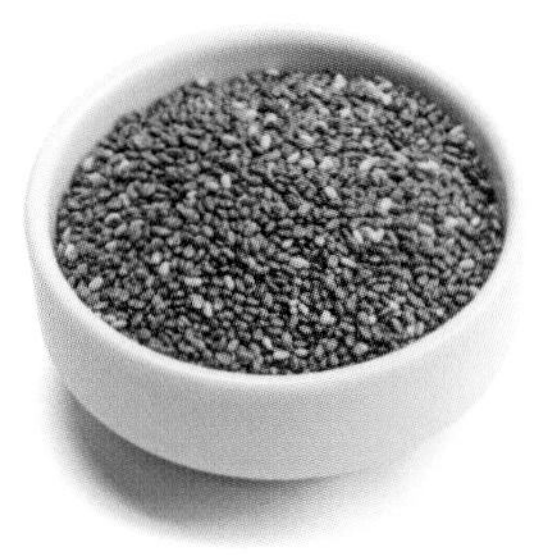

Semillas de chía

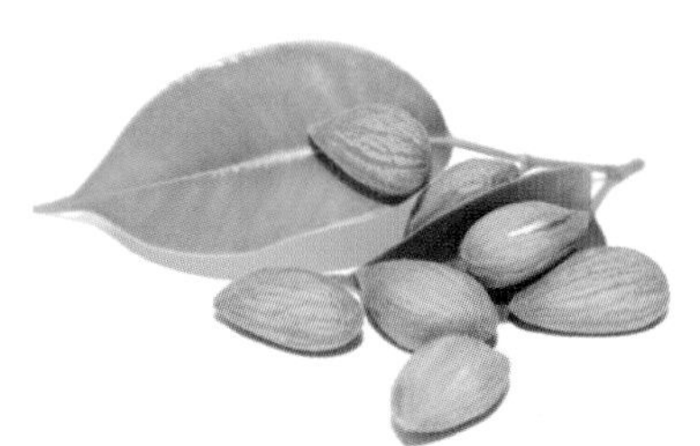

Semillas del damasco (albaricoque)

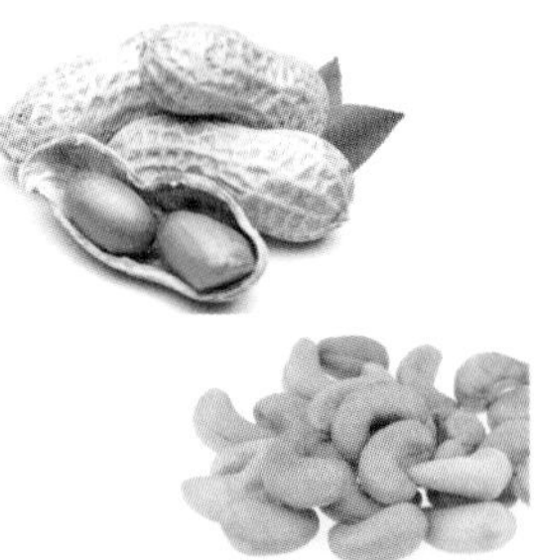

Anacardos y cacahuetes

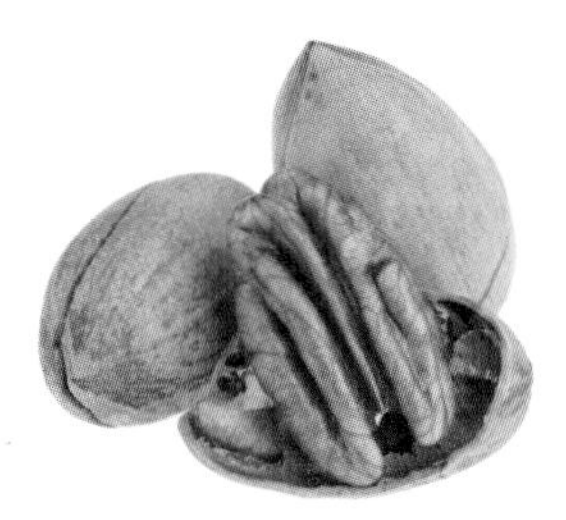

Nueces y nueces pecanas

RAÍCES Y AROMÁTICOS

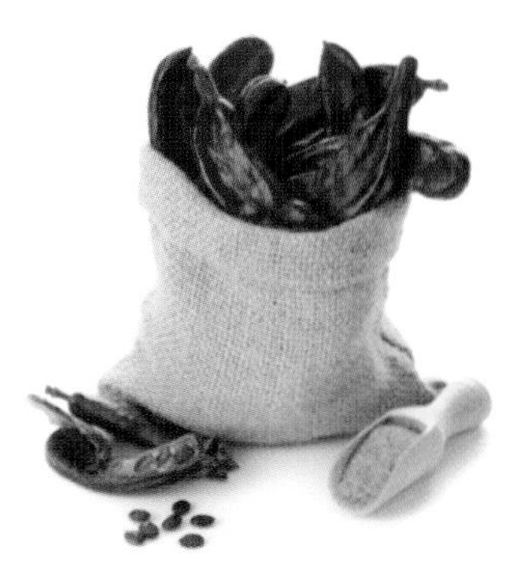

Harina de algarroba

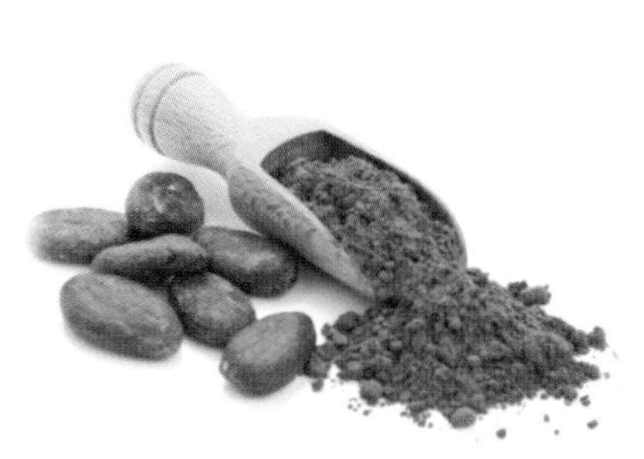

Cacao natural en polvo

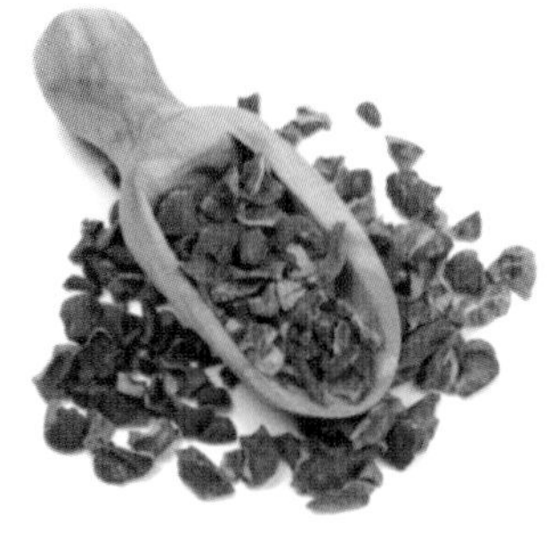

Nibs de cacao

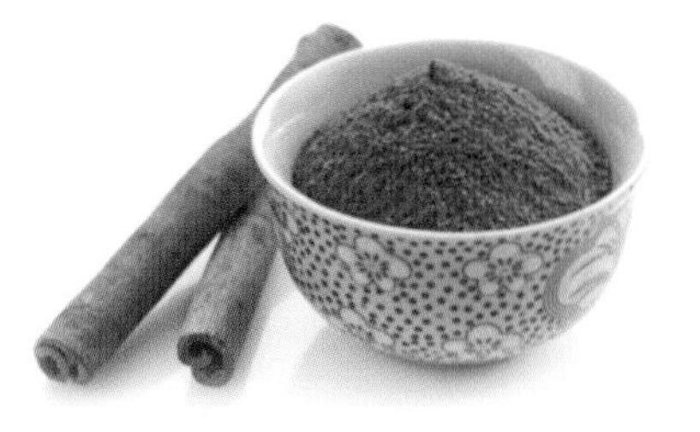

Canela orgánica en polvo

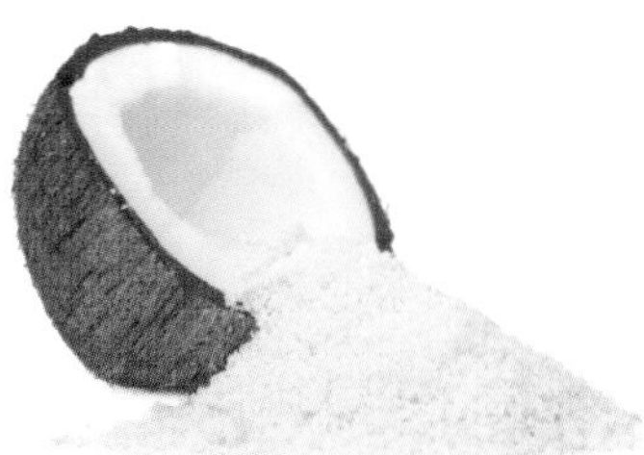

Coco rallado natural

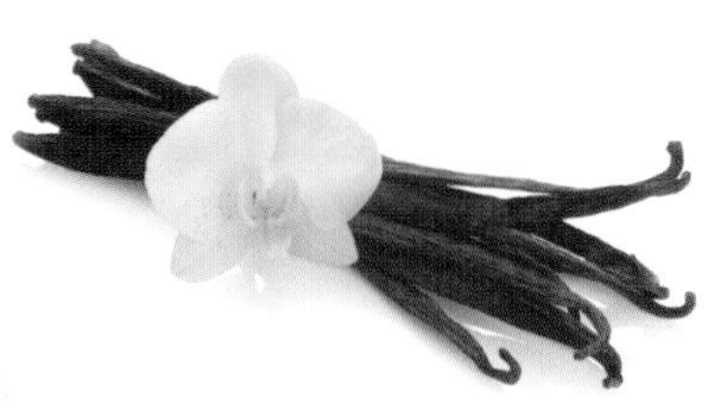

Esencia de vainilla natural

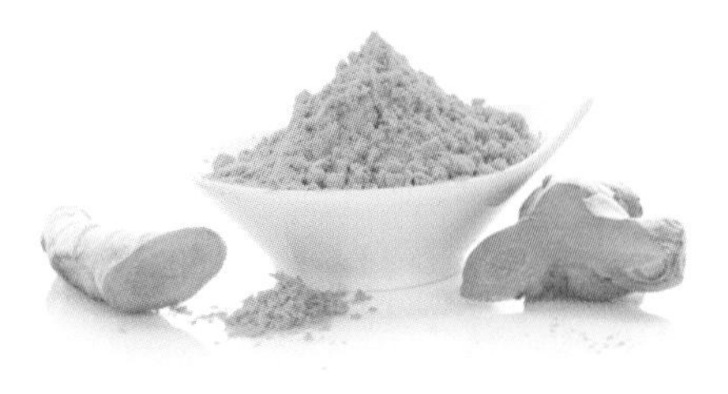

Cúrcuma

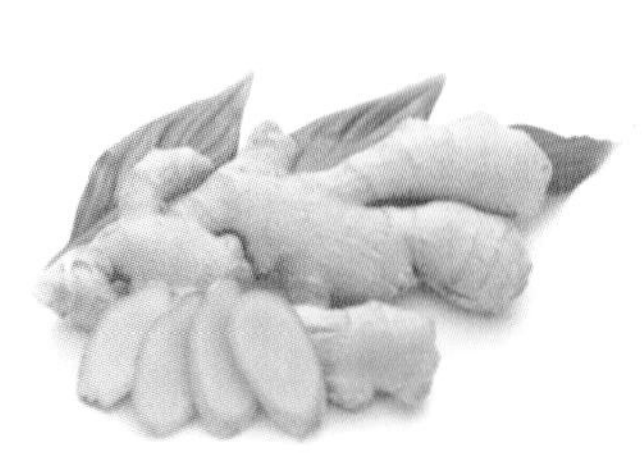

Jengibre

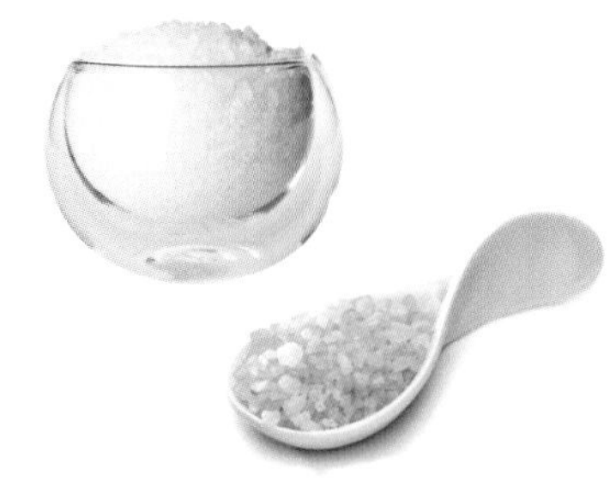

Sal de mar y sal rosada (para resaltar el sabor dulce)

ACEITES

Los aceites también son una parte muy importante de la nutrición porque contienen los valores nutricionales de las semillas o frutos en forma concentrada; esto los convierte en una importante fuente de ácidos grasos poliinsaturados. Usaremos las distintas variedades para aportar lípidos vegetales de alta calidad, consistencia, sabor y valor nutricional a los preparados. Seleccionaremos preferentemente los aceites orgánicos de primera presión en frío (virgen extra) ya que su proceso de producción permite que el alimento mantenga mejor sus cualidades.

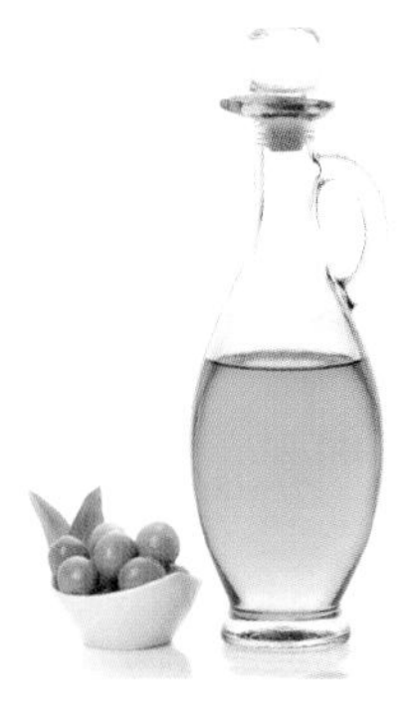

Oliva

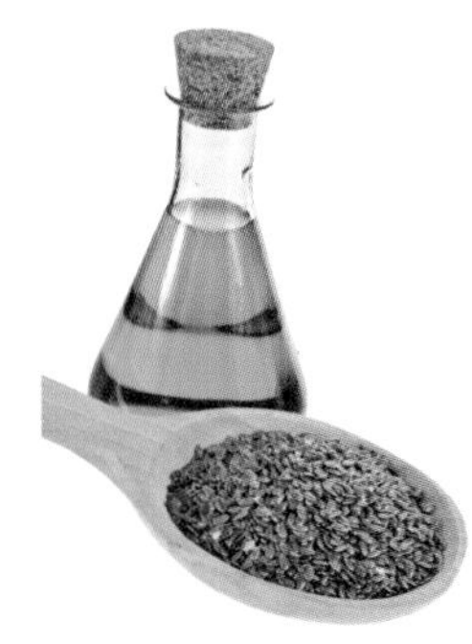

Linaza

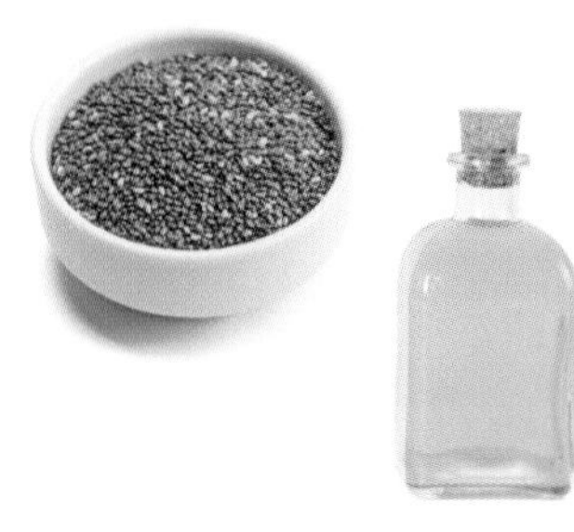

Chía

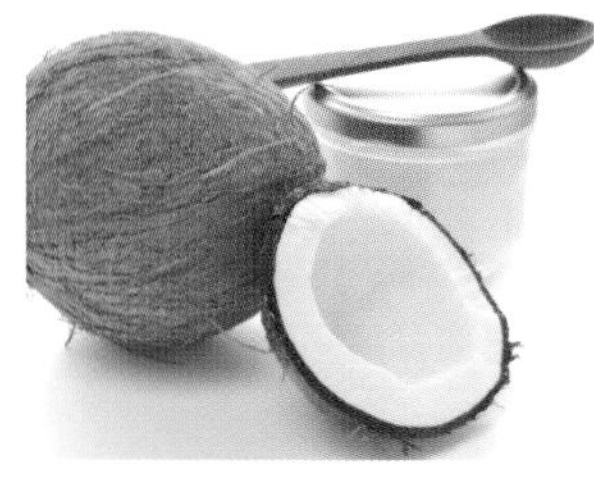

Coco

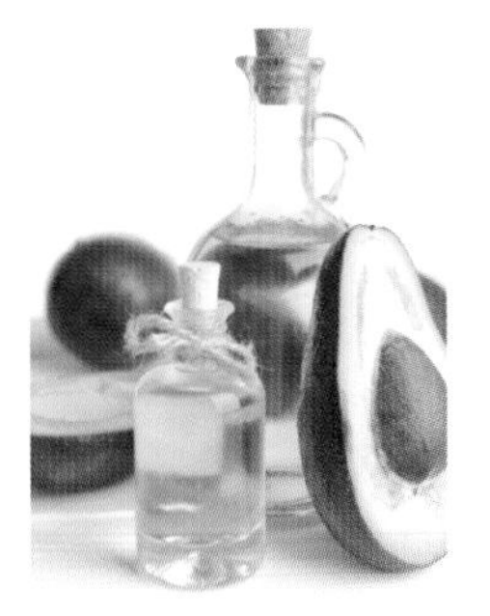

Aguacate

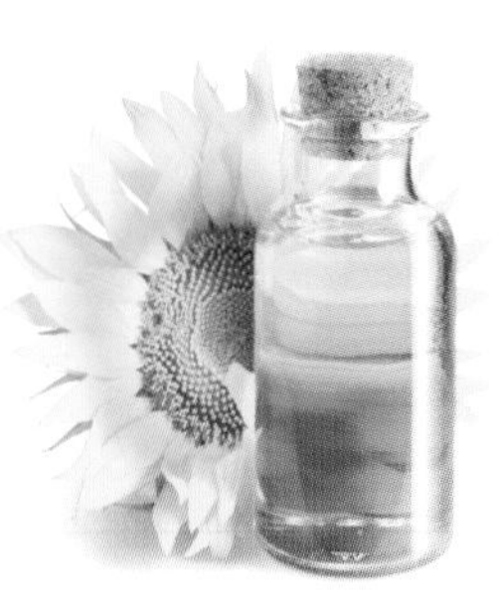

Girasol

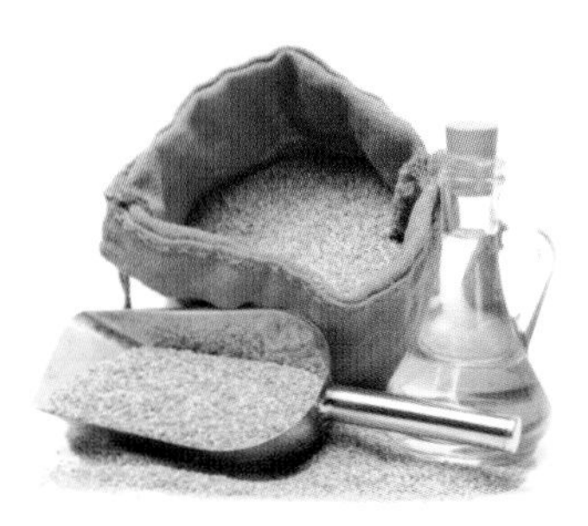

Sésamo

CEREALES, LEGUMBRES Y ALGAS

Para las leches con cocción

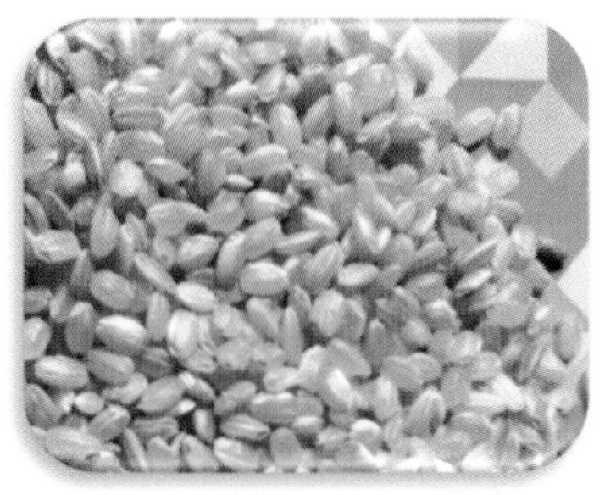

Arroz yamaní

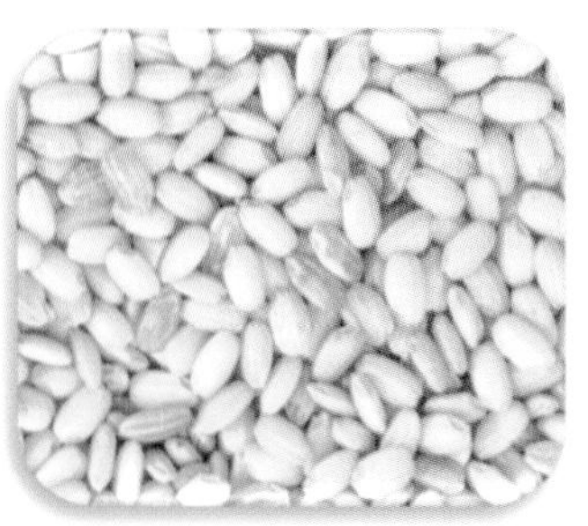

Arroz moti integral

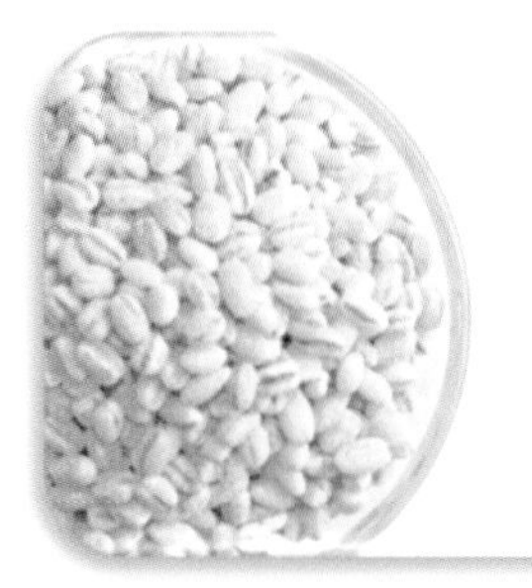

Cebada perlada

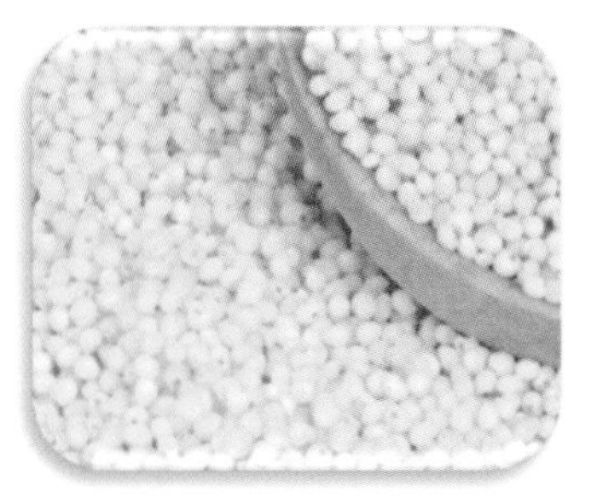

Soja, solo si es orgánica

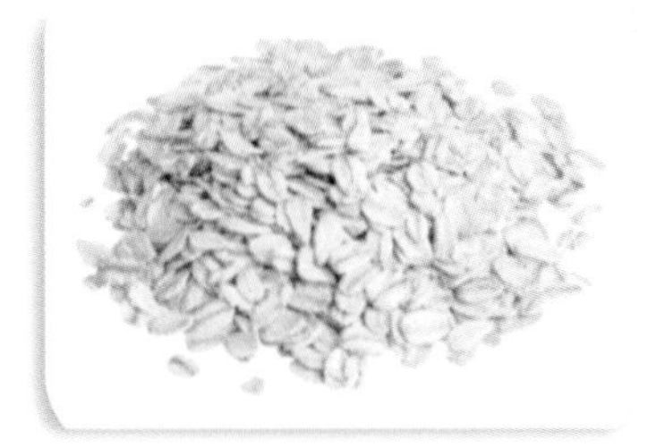

Copos de avena

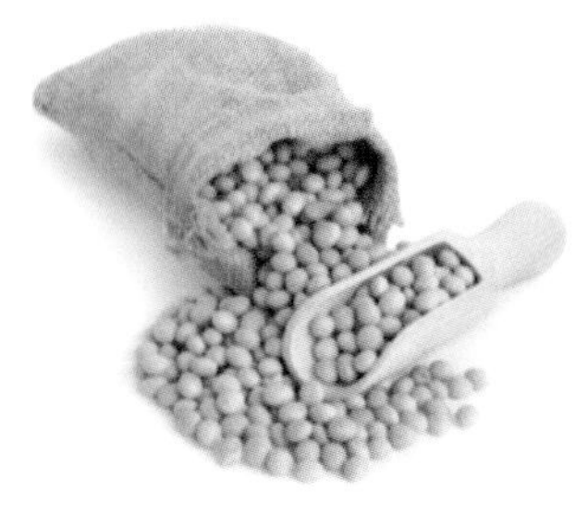

Mijo (con y sin cocción)

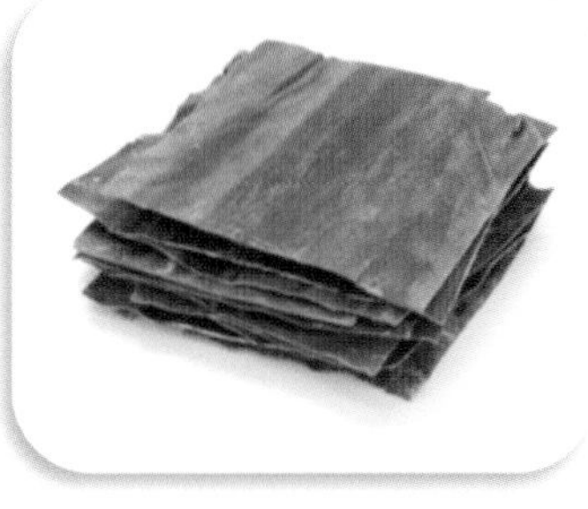

Algas kombu

ALGUNAS SEMILLAS Y LEGUMBRES

Para brotar y germinar

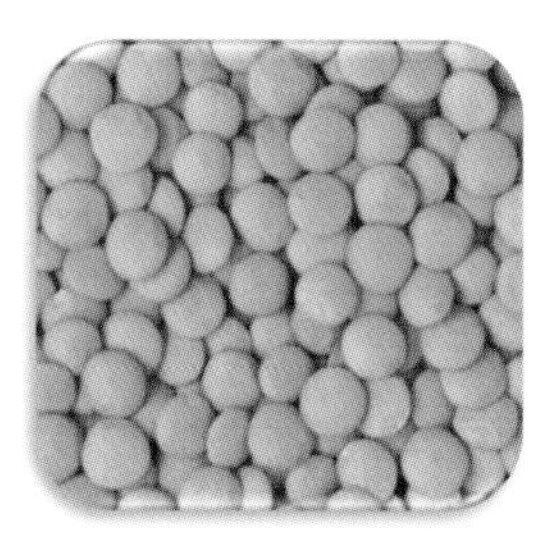

Lentejas

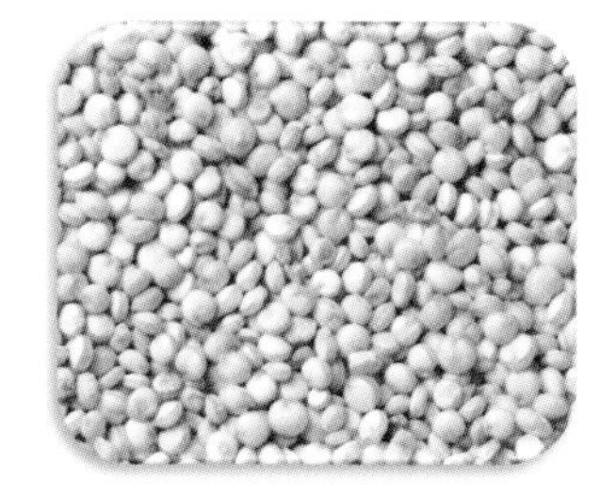

Quinoa

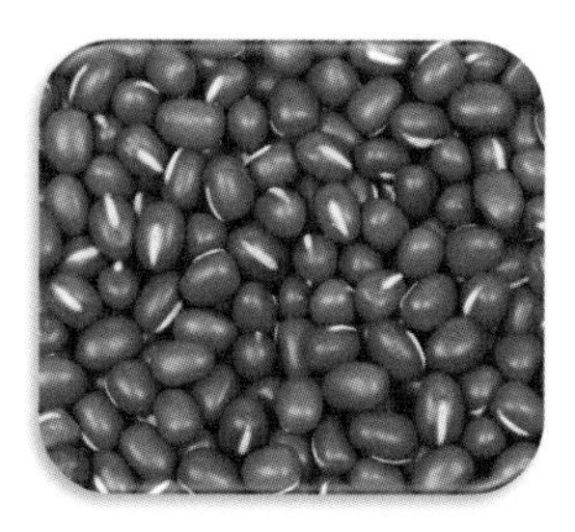

Judías (frijoles) azuki

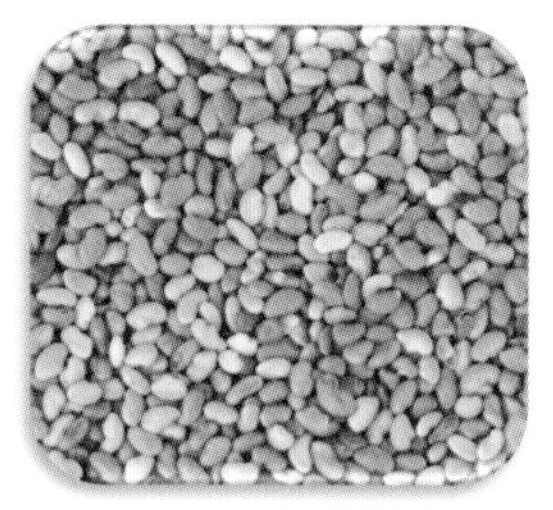

Semillas de alfalfa

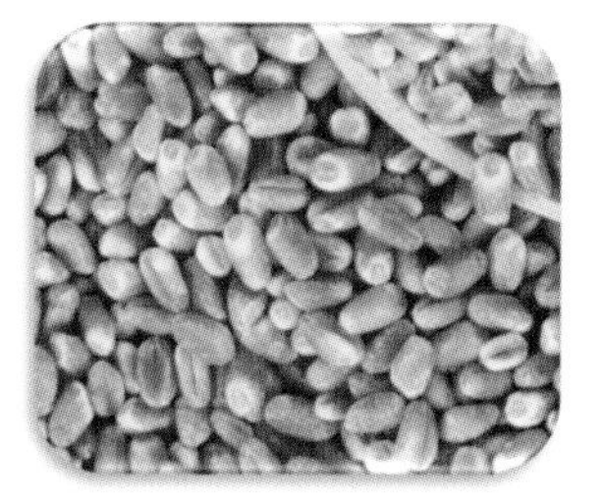

Semillas de trigo

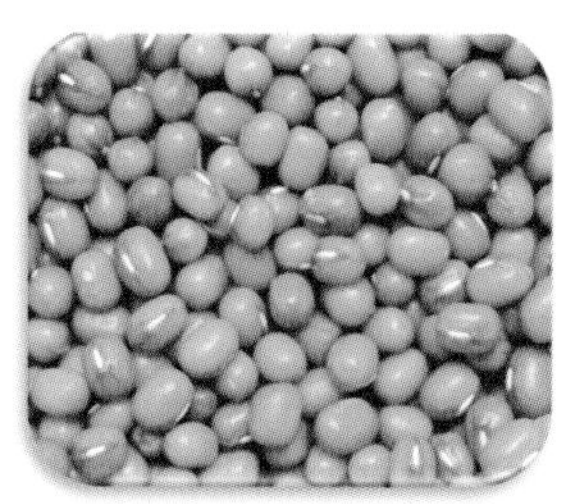

Judías Mung

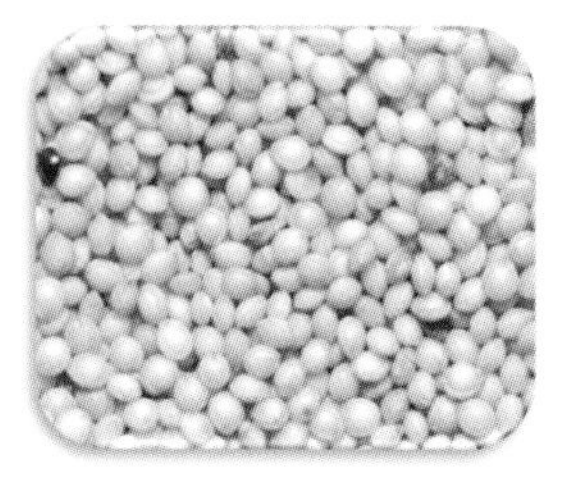

Amaranto

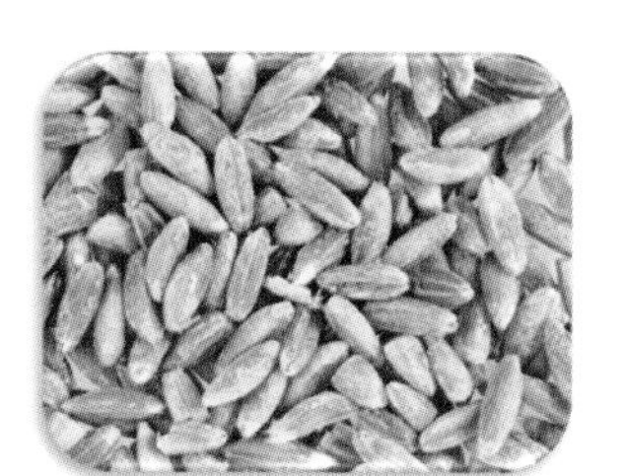

Centeno

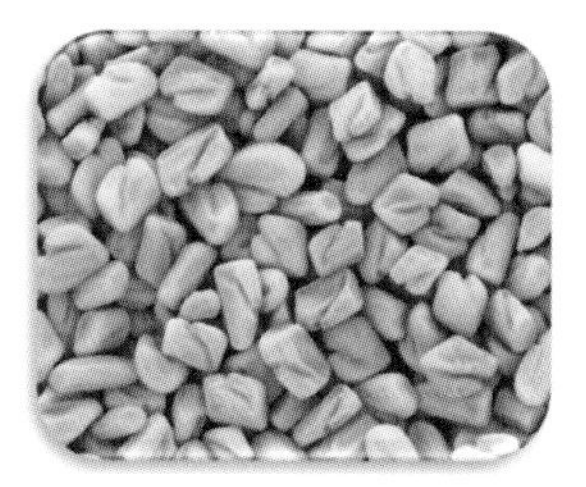

Fenogreco

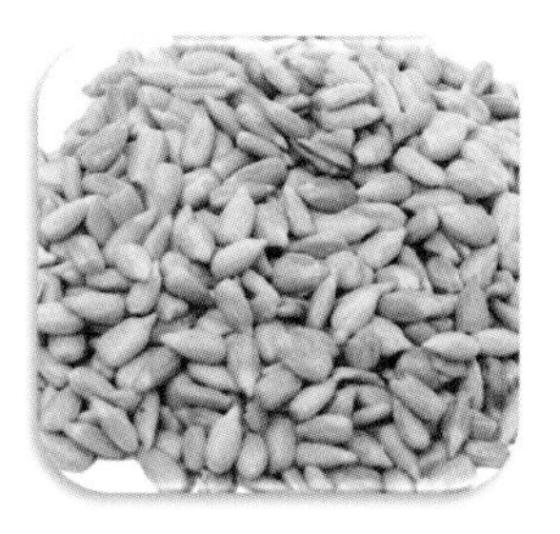

Girasol

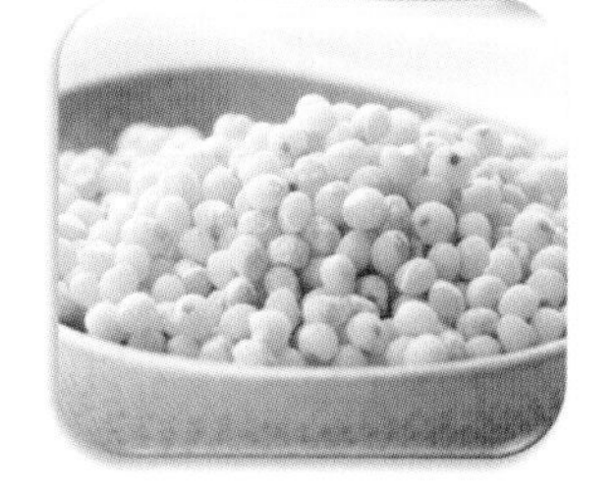

Mijo

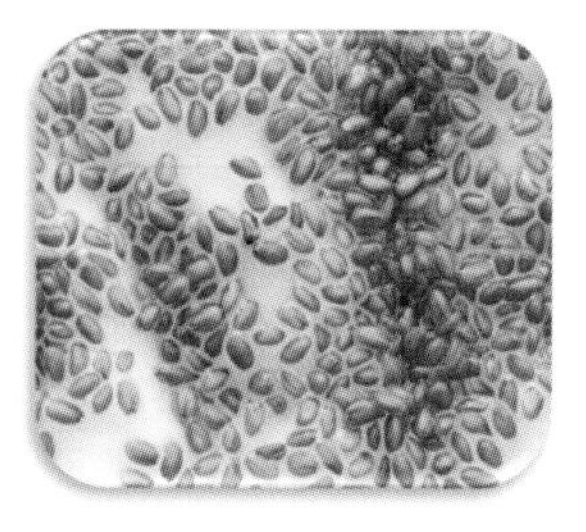

Berro

FRUTAS

Para zumos y batidos

Manzanas
Fresas
Piña
Plátanos
Arándanos
Coco
Kiwi
Frambuesa
Aguacate
Cerezas
Naranjas
Limón
Pomelo o toronja
Lima
Acai
Uvas

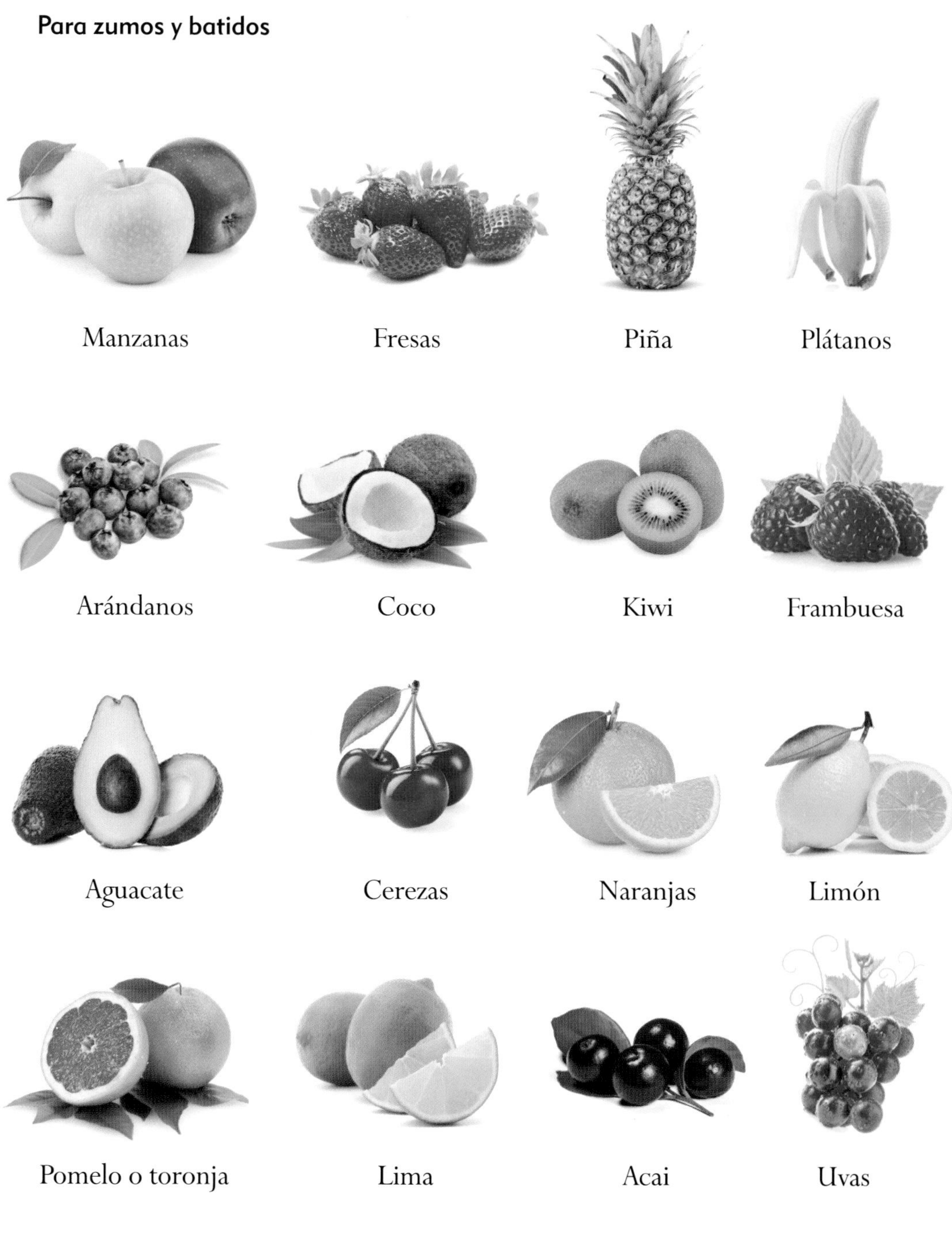

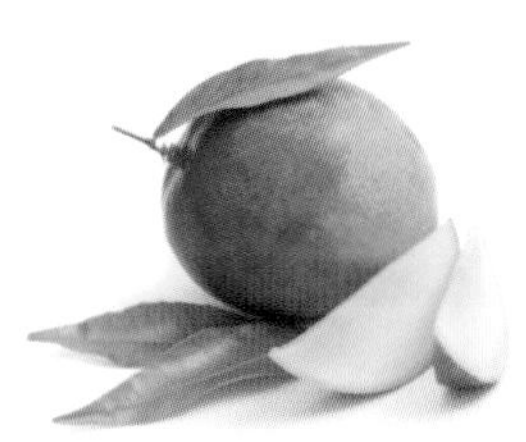

Mango

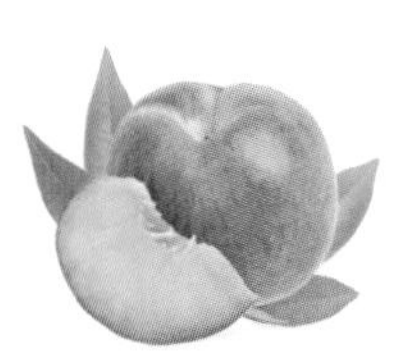

Melocotón

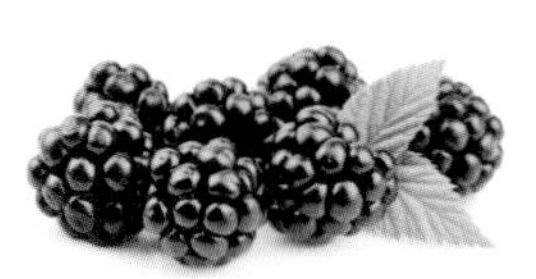

Zarzamoras

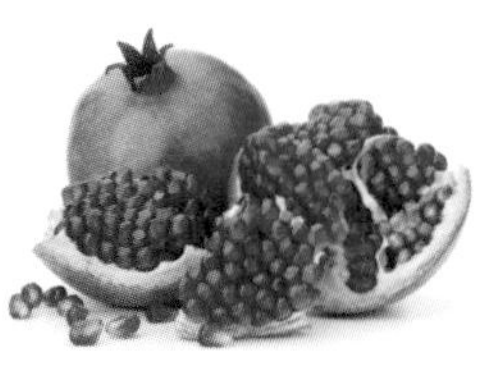

Granada

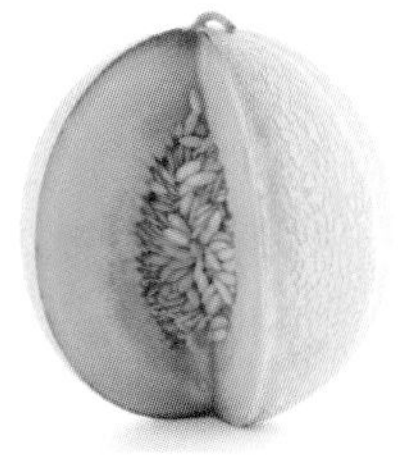

Melón

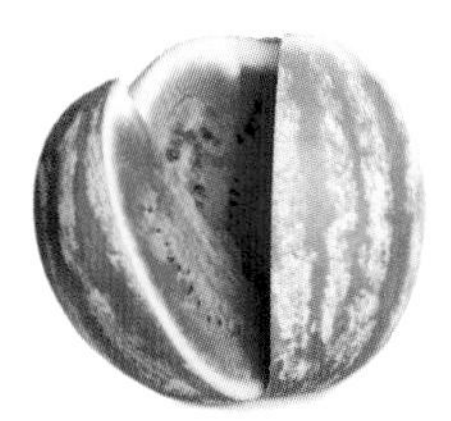

Sandía

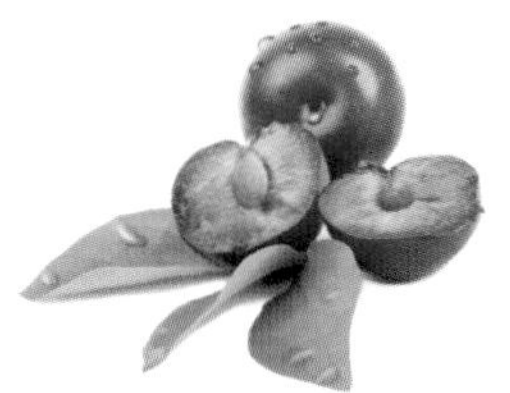

Ciruelas

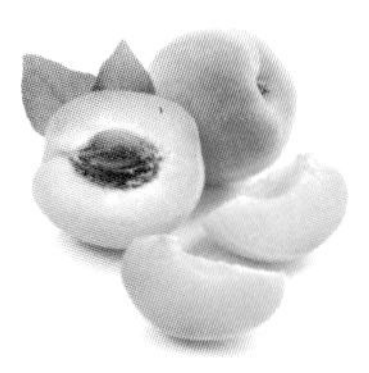

Albaricoque

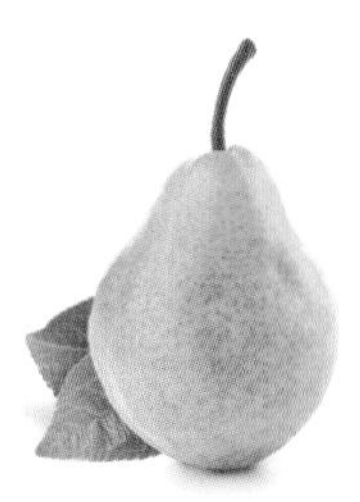

Peras

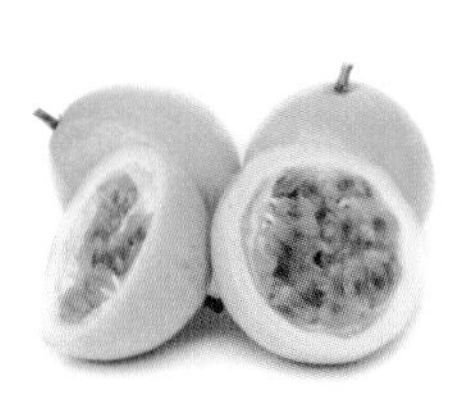

Maracuyá

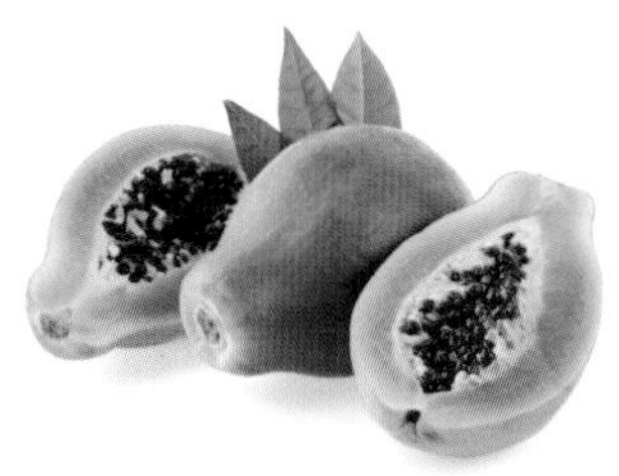

Papaya

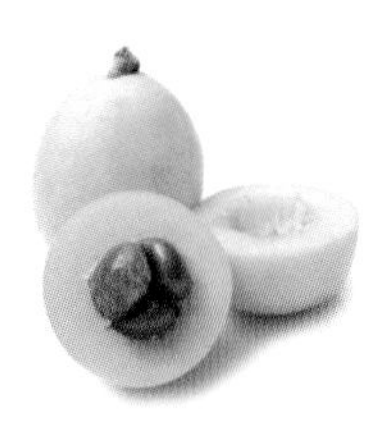

Níspero

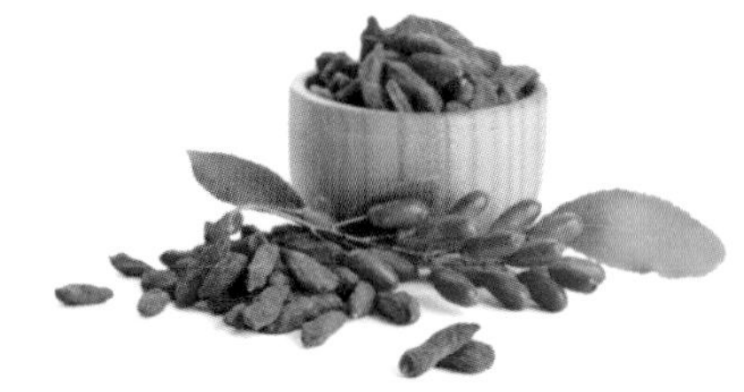

Bayas de Goji (hasta siete bayas por día)

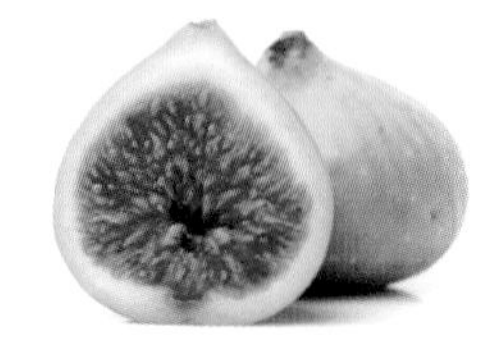

Higos

VERDURAS Y HORTALIZAS

Para zumos y batidos

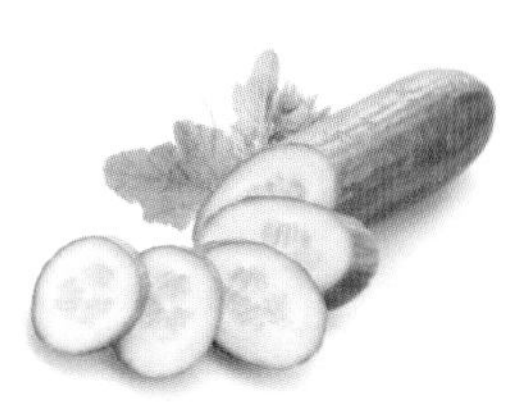

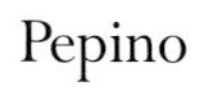

Pepino

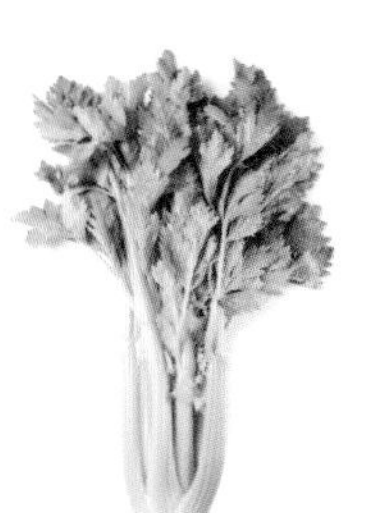

Apio

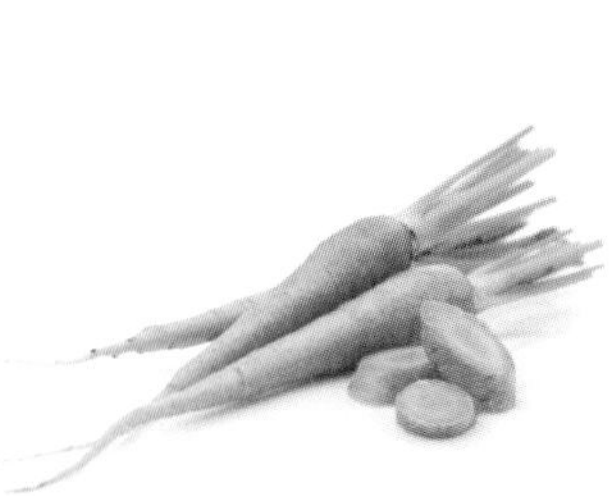

Zanahorias

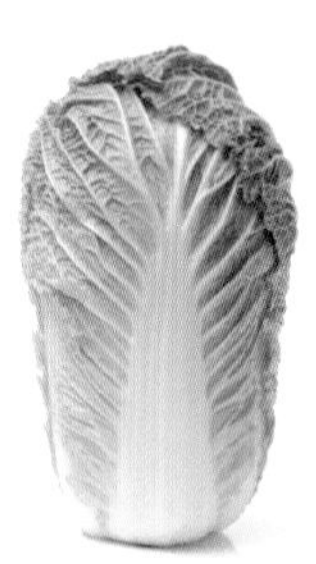

Hakusai

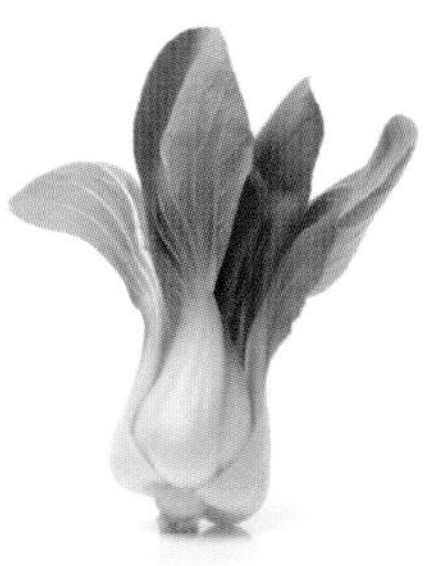

Bog choy (acelga china)

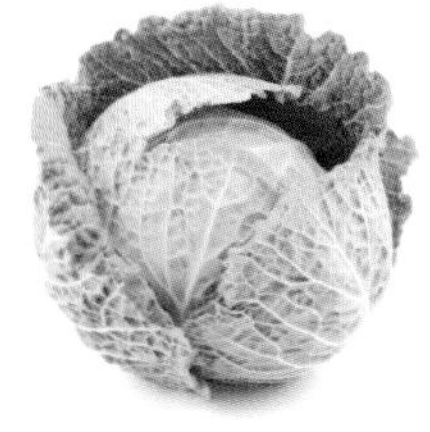

Repollo

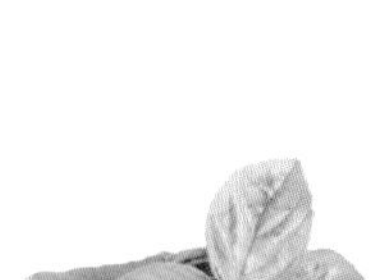

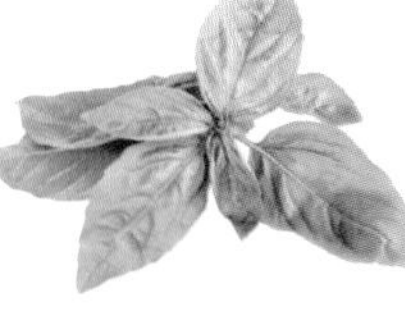

Albahaca

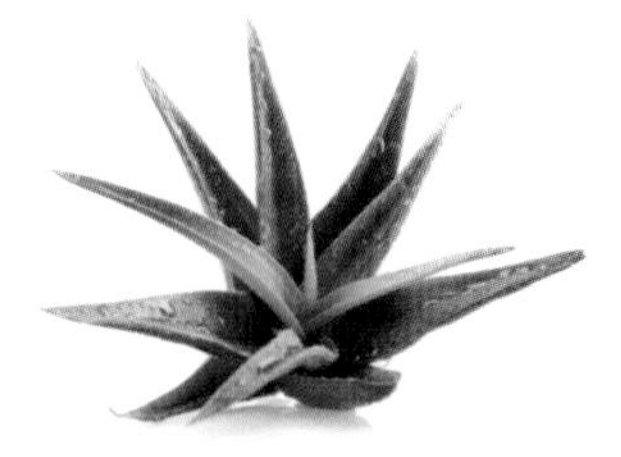

Aloe vera

Menta

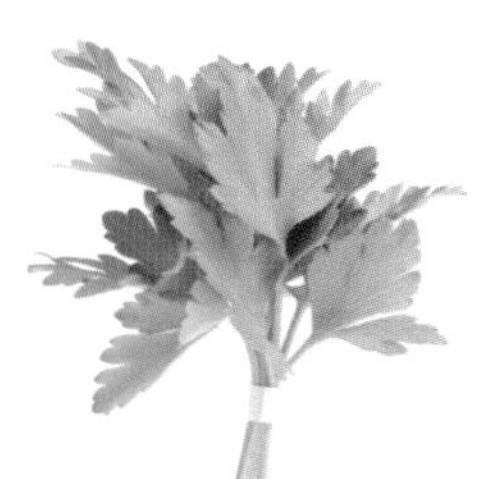

Perejil y cilantro

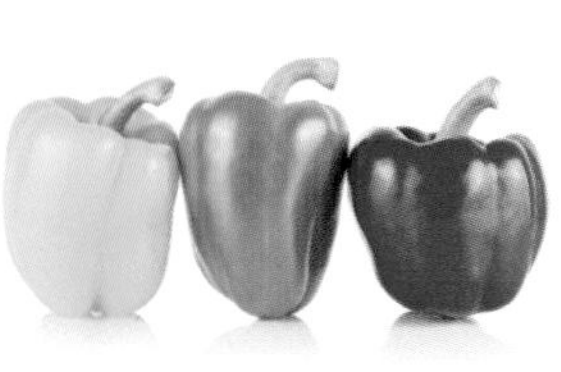

Pimientos

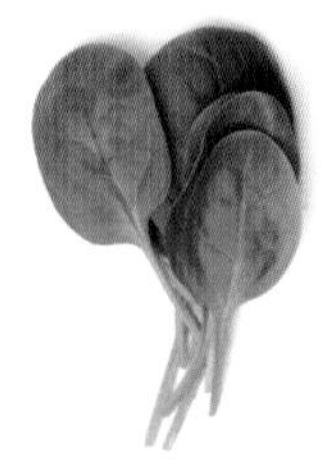

Espinaca

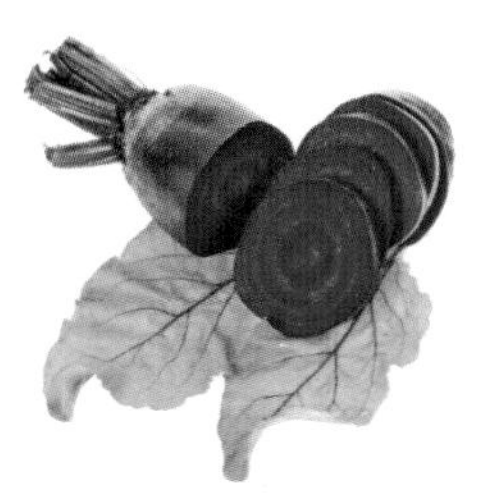

Remolacha

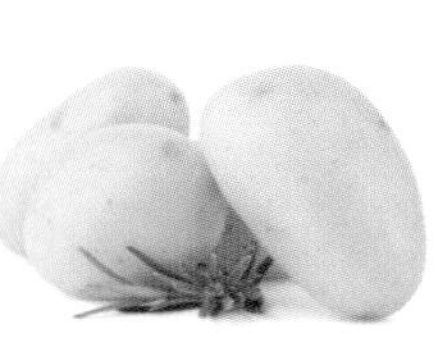

Patatas

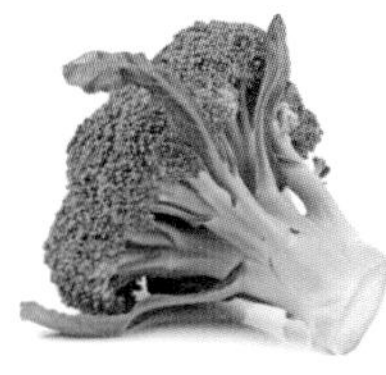

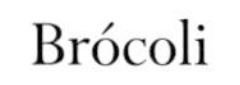

Brócoli

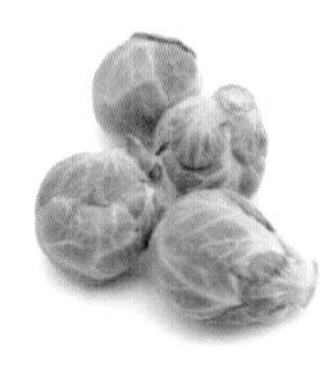

Coles de Bruselas

SUPERALIMENTOS

Se consideran superalimentos aquellos con alta concentración de nutrientes y alta capacidad de asimilación por parte de nuestro organismo. Podemos tomarlos solos o utilizarlos, por ejemplo, como suplementos naturales para fortificar leches, licuados o zumos (puedes ver sus propiedades a continuación).

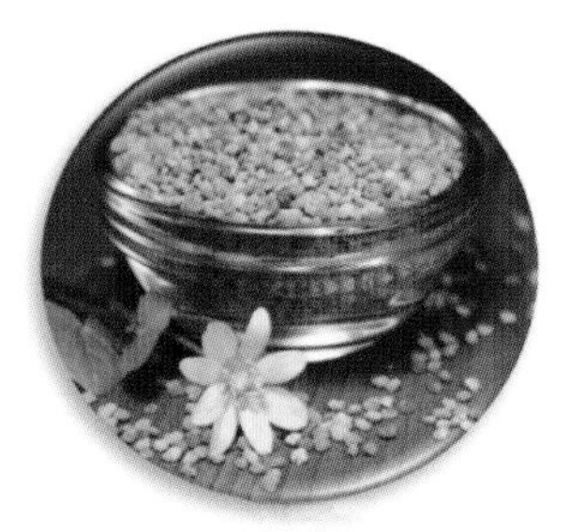

Polen

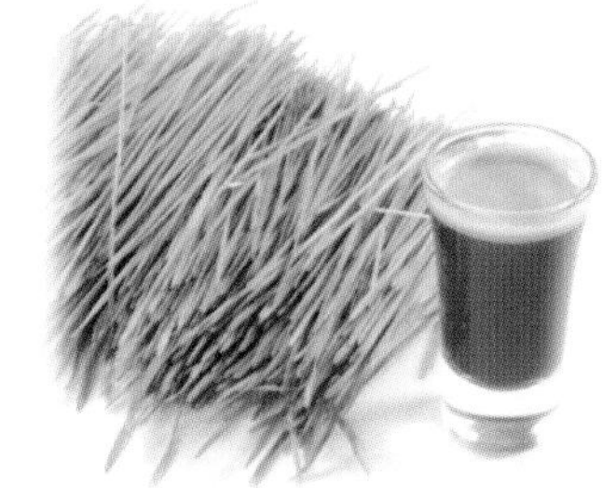

Wheatgrass (hierba de trigo)

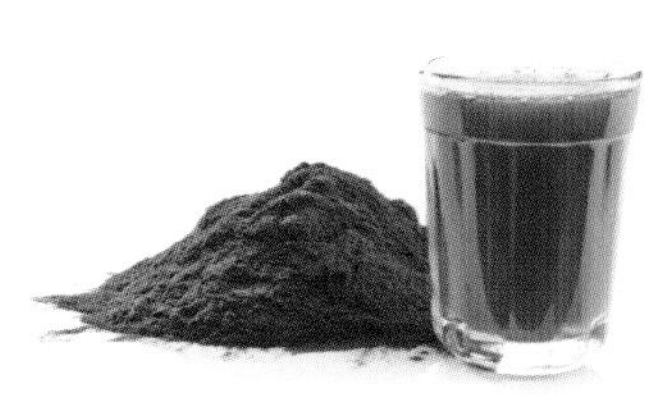

Alga espirulina

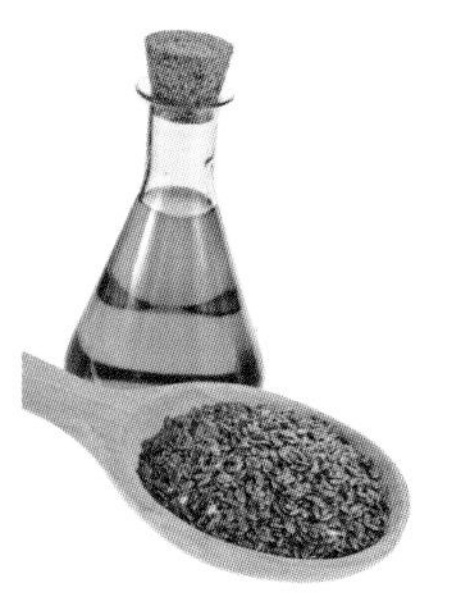

Aceite de linaza

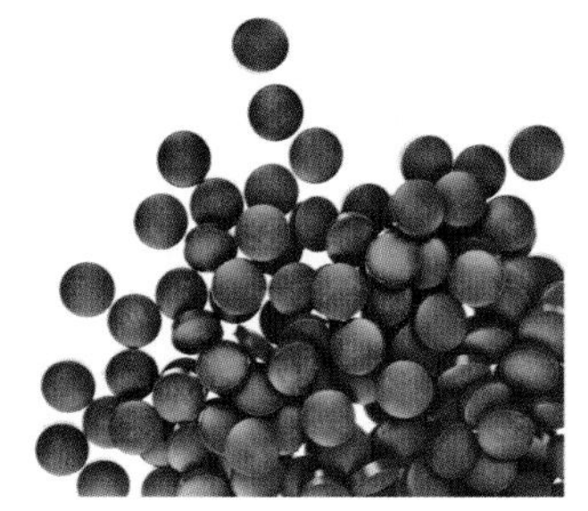

Alga chlorella

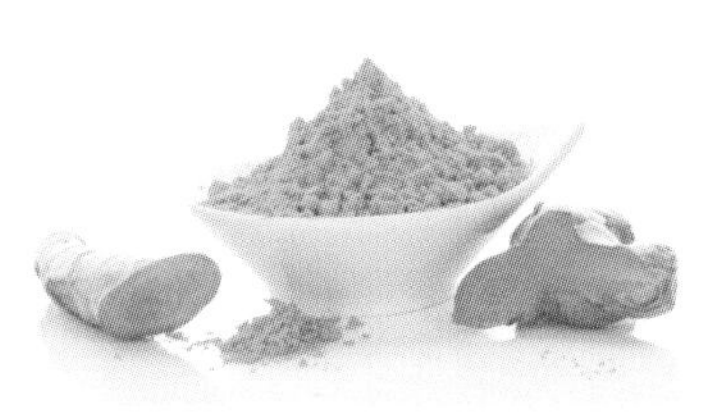

Cúrcuma

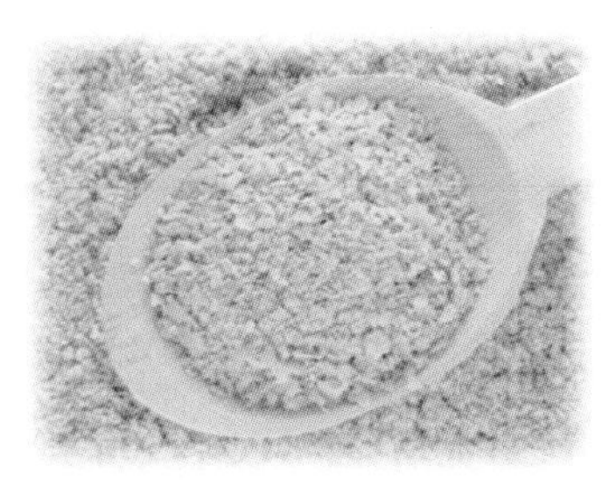

Levadura de cerveza

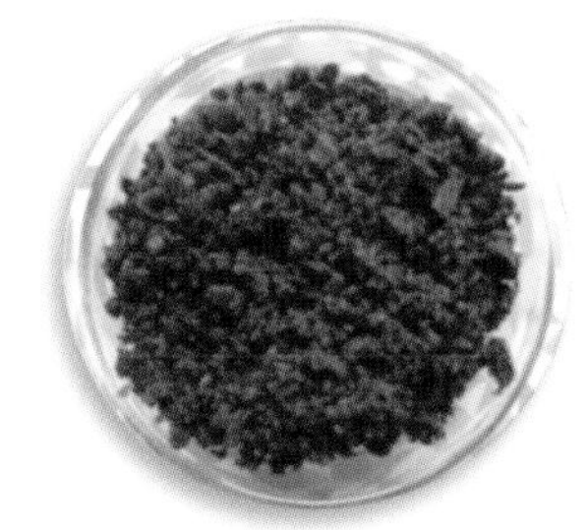

Tekka

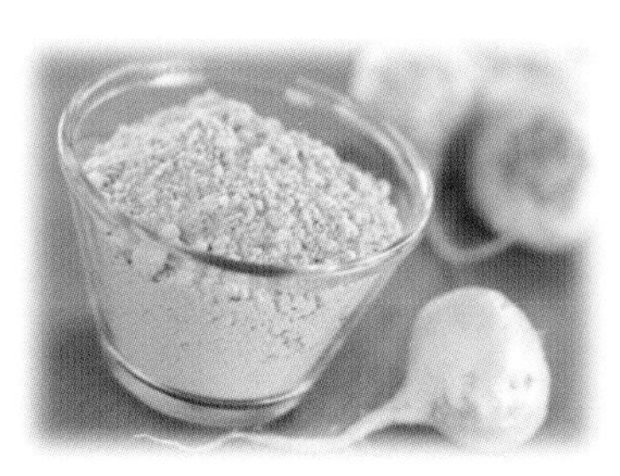

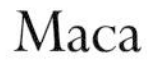

Maca

Propiedades

Polen

El polen es un energizante natural, aporta fuerza y vitalidad, es un excelente complemento nutricional, aumenta la hemoglobina de la sangre, ayuda a mejorar la vista y regula los problemas intestinales. Tiene un contenido equilibrado de carbohidratos, es rico en proteínas, contiene veintidós aminoácidos y todos los aminoácidos esenciales; de alto valor enzimático, aporta vitaminas A, B, C, E y pequeñas cantidades de B_{12}, y es un poderoso antioxidante. Se recomienda una cucharadita al día previamente remojado durante dos horas para facilitar su digestión.

Wheatgrass

La hierba de trigo orgánico contiene un alto porcentaje de clorofila. Se usa su zumo y se descarta la fibra, que no debe tragarse. Posee las vitaminas A, B, C, D, E, K y beta-caroteno. Además, es una excelente fuente de proteínas, calcio, hierro, magnesio, fósforo, potasio, sodio, azufre, cobalto y zinc, entre otros. Contiene diecisiete aminoácidos. Antioxidante y revitalizante, retrasa el envejecimiento celular. Si bien en este libro verás cómo cultivarla paso a paso, hoy en día existen proveedores de wheatgrass (orgánicos certificados) a quienes podemos encargarles el zumo de clorofila ya hecho, en forma de hierba o congelado.

Alga espirulina

Es un alga de agua dulce, muy proteica (70% en seco, de su peso), útil para combatir la anemia, la obesidad y las úlceras. Contiene veintidós aminoácidos y todos los aminoácidos esenciales. Por su contenido en fenilalanina, produce saciedad. Incluye gran cantidad de vitamina B_{12}, hierro, calcio, fósforo, magnesio, potasio, sodio, selenio, cromo y zinc. Se puede agregar a licuados o zumos, o consumir espolvoreada en las comidas. Se recomienda 1 gramo diario (consulta a tu médico).

Aceite de linaza

El uso de aceite de linaza en nuestra dieta es una manera de proveernos de la cantidad diaria necesaria de los ácidos grasos esenciales, los ácidos grasos poliinsaturados (AGPI), muy importantes como constituyentes de la estructura bilipídica de todas las membranas plasmáticas y que les confieren el movimiento y la permeabilidad adecuados para el intercambio saludable de la célula con su entorno. Además, estos AGPI son los sustratos para la síntesis de las prostaglandinas, moléculas naturales que rigen toda la fisiología de la inflamación. La dosis para los adultos es de tres cucharaditas diarias de té en desayuno, almuerzo y cena. Para los niños, la mitad. Se debe mantener el aceite de linaza bien tapado en el frigorífico.*

Alga chlorella

La chlorella es una gran fuente de proteínas, ácidos grasos de la familia omega 3, hidratos de carbono, fibra, clorofila, vitaminas y minerales. Es considerada uno de los alimentos más completos, conocida por su capacidad para eliminar las toxinas del hígado, los intestinos y la sangre. Constituye, además, un excelente regenerador celular. El alga chlorella contiene diecinueve aminoácidos, incluidos los esenciales y las principales vitaminas, excepto la vitamina D; es rica en minerales y en beta-caroteno y xantófilas, lo que la convierte en un gran antioxidante.

Aporta hierro de fácil asimilación, gracias a la presencia natural de vitamina C y clorofila, que ayudan al cuerpo a absorber el hierro, así como fósforo, un mineral que ayuda al cuerpo a absorber el calcio, también presente en el alga.

Cúrcuma

Es una raíz muy apreciada y difundida en Oriente. Estimula la secreción de zumos gástricos. Útil en problemas de inapetencia, dispepsia, hipoclorhidria y gastritis. Estimula la función de la vesícula biliar y el páncreas. Es digestiva, diurética y evita la formación de gases intestinales. Es protector hepático y ayuda a metabolizar grasas y proteínas. Protege la salud cardiovascular y previene la formación de coágulos. Aplicada sobre heridas, previene infecciones y ayuda a la cicatrización. Es afrodisíaca, bactericida, antiparasitaria y antiinflamatoria.

---

* *Naturalmente Sanos*, de la doctora: Cinthia Blumencwejg.

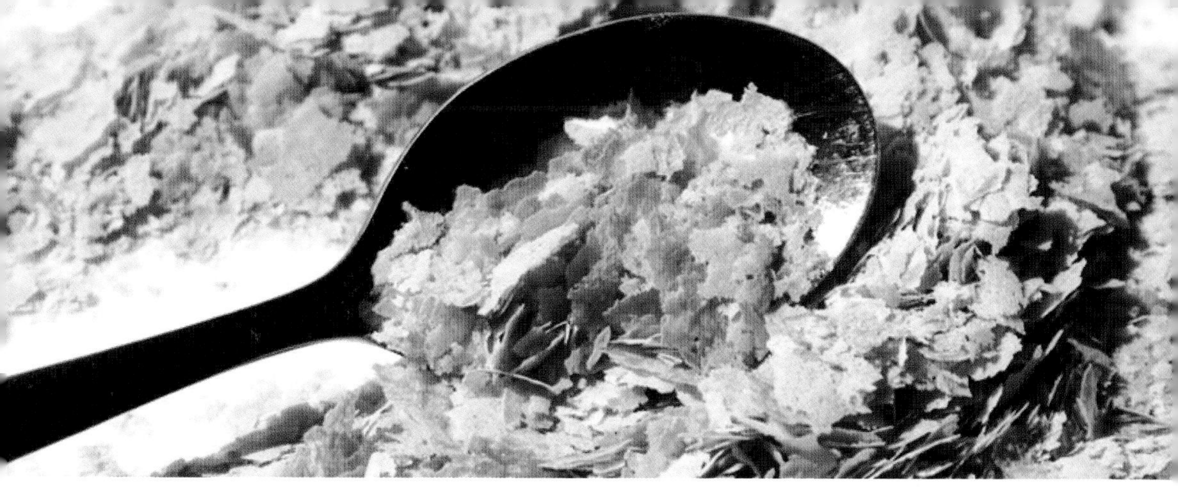

Se utiliza en problemas circulatorios y digestivos, entre otros. Mejora la flora intestinal, purifica la sangre y estimula la formación del plasma.*

Levadura de cerveza

Excelente reconstituyente general, vitamínico y mineral, se utiliza en casos de estrés, convalecencias, embarazo, prácticas deportivas, malnutrición, anemia, diabetes y regímenes reductores. La levadura de cerveza es rica en vitaminas B_1, B_2, B_3 o PP, B_4, B_5, B_6, B_8 o biotina, B_9 o ácido Fólico, B_{12} (vitamina clave para los vegetarianos), colina y ácido paraaminoabenzoico (PABA). Posee minerales clave (zinc, selenio, cromo, magnesio e hierro), aminoácidos (lisina y triptófano), enzimas y lecitina. Se aconseja (hasta dos cucharadas diarias en adultos) agregar a licuados, zumos y comidas en general.

Tekka

La tekka se realiza en base a raíz de bardana, zanahoria, miso (fermento de soja), aceite de sésamo, raíz de jengibre y raíz de loto. Contiene las propiedades de todos estos ingredientes, por lo que es muy beneficiosa para el organismo. Aporta abundante hierro y se recomienda no consumir más de tres veces por semana por ser vasodilatador. Como es muy concentrada, basta usar media cucharadita (de tamaño café) el día que la consumimos. Aporta omega 6, manganeso, cobre, calcio, tiamina y vitamina E, potasio y antioxidantes. Fortalece el organismo y es depurativa de la sangre. Muy recomendada en casos de anemia.

* Prama.com.ar

Maca

El polvo de maca orgánico proviene de una raíz peruana del mismo nombre. Es considerado un alimento superior, saludable, energético, reconstituyente, vigorizante y estimulante natural, debido a su contenido en aminoácidos, vitaminas, minerales, fibra, carbohidratos, etc. Se recomienda hasta una cucharadita de té al día en adultos y hasta media cucharadita en niños (consulta con tu médico).

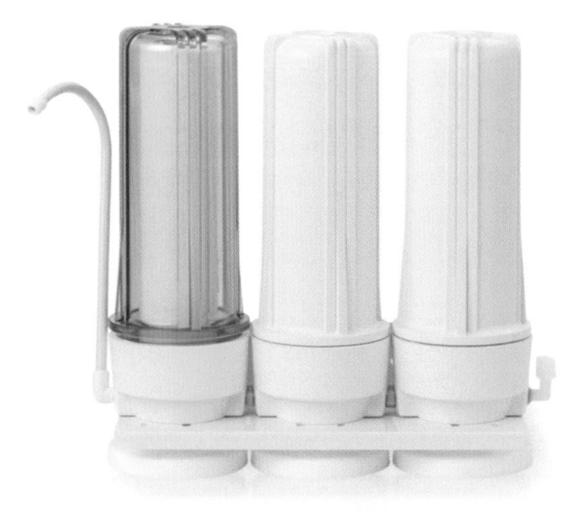

AGUA

¿Qué agua vamos a usar?

Es importante seleccionar un agua adecuada para realizar los preparados, ya que esta constituye un ingrediente más. En mi experiencia, una muy buena alternativa y, sobre todo, práctica, es usar agua del grifo filtrada con un purificador de buena calidad. Los purificadores de agua reducen los contaminantes orgánicos y los químicos. Eliminan el cloro, las THM, las cloraminas, las sustancias orgánicas, el mal gusto, los olores, las impurezas, los sedimentos y los sólidos en suspensión.*

Como el agua del grifo que llega a nuestros hogares ya ha sido potabilizada, no haría falta hervirla. De todos modos, puedes consultar este detalle con tu profesional de la salud.

En el caso de usar agua mineral, cada persona seleccionará la que se adapte a sus necesidades. Te recomiendo que leas las etiquetas para ver sus componentes y su fuente de origen.

Ante cualquier duda, consulta a tu médico o nutricionista.

* Fuente: www.pura.com.ar.

Capítulo 1

ACTIVAR LAS SEMILLAS

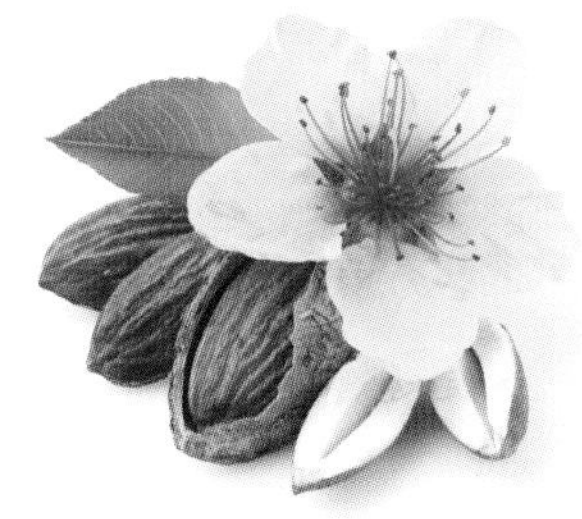

ACTIVAR LAS SEMILLAS ES DESPERTAR LAS SEMILLAS

La importancia de activar las semillas

Antes de comenzar a hacer nuestras preparaciones de leches vegetales, tenemos que aprender a ACTIVAR las semillas. Este fácil proceso consiste simplemente en que las semillas o frutos secos, como la almendra, tomen contacto con el agua durante un tiempo prolongado (entre ocho y doce horas). Cuando activamos las semillas, estamos despertándolas de su estado latente. Al absorber el agua, ponen en marcha sus procesos naturales (cascadas enzimáticas) que inactivan antinutrientes (como el ácido fítico), predigieren nutrientes (desdoblamientos) e incrementan su contenido nutritivo

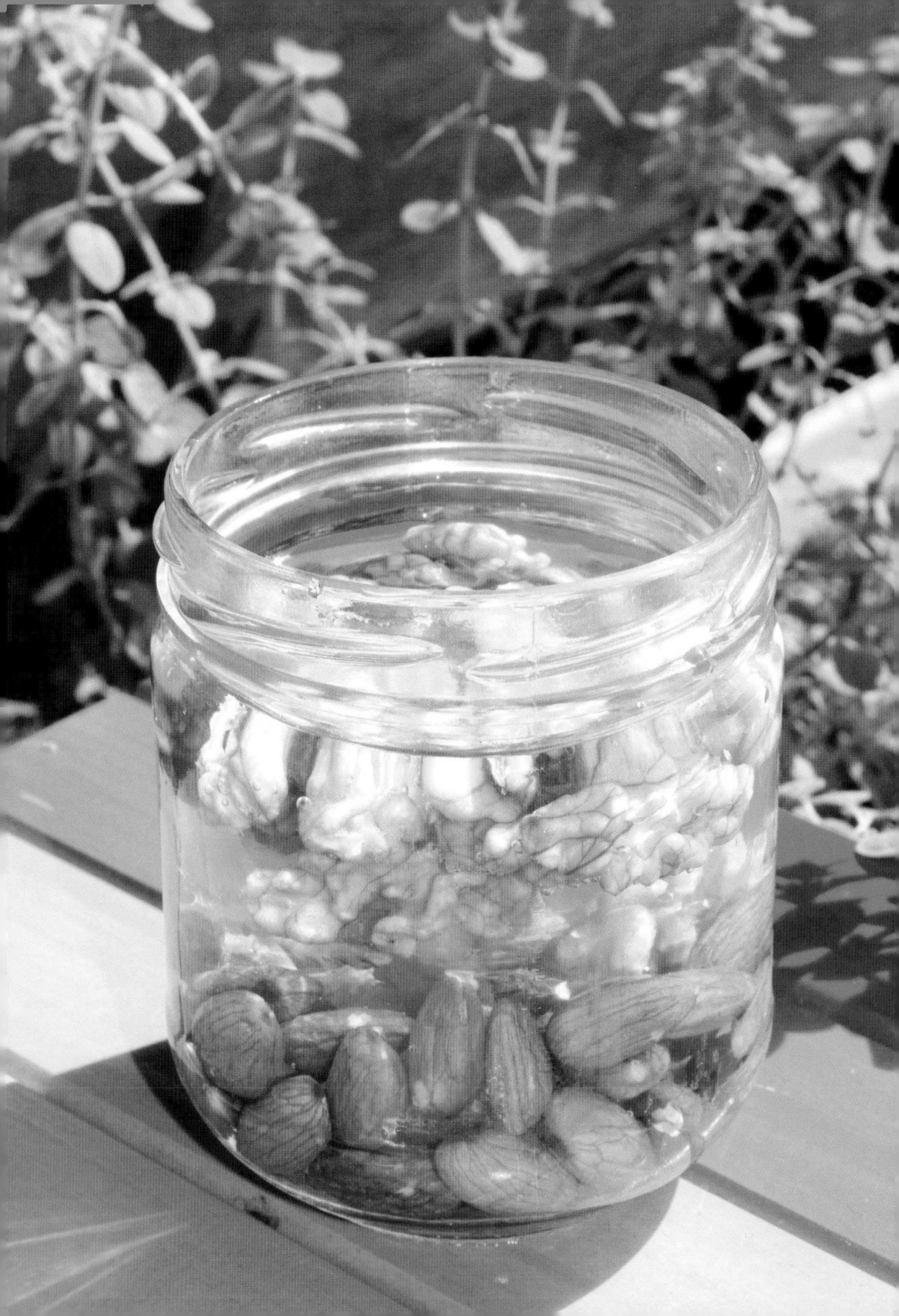

(síntesis vitamínica y enzimática).[*] De este modo pueden entregarle a nuestro cuerpo todo su potencial nutritivo. Comer las semillas o frutos secos ya activados facilita la digestión y la absorción de los nutrientes.

¿Cómo activar las semillas?

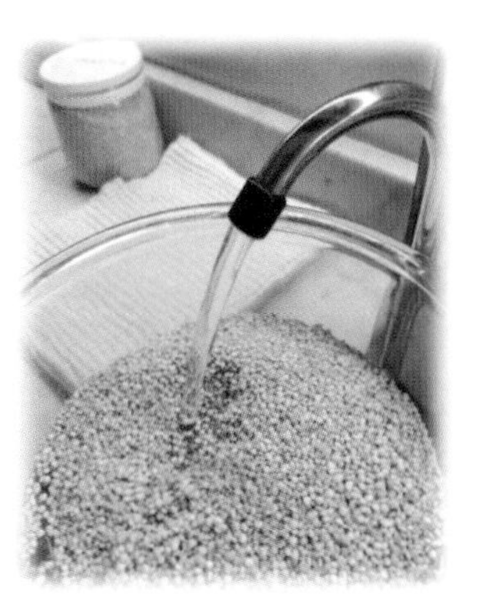

1. Lavar bien las semillas y frutos secos que vamos a usar, con agua filtrada.

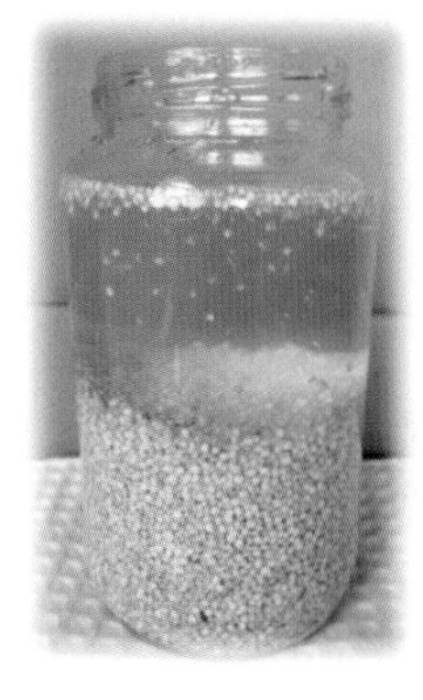

2. Dejarlos en remojo en agua de buena calidad, en un frasco o vaso de vidrio limpio, entre ocho y doce horas (durante la noche, por ejemplo).

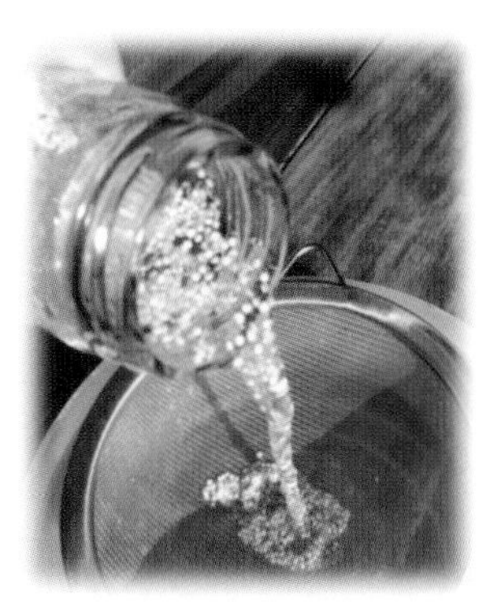

3. Pasado el tiempo de remojo, se descarta el agua que se ha utilizado (esa agua es muy útil para regar las plantas).

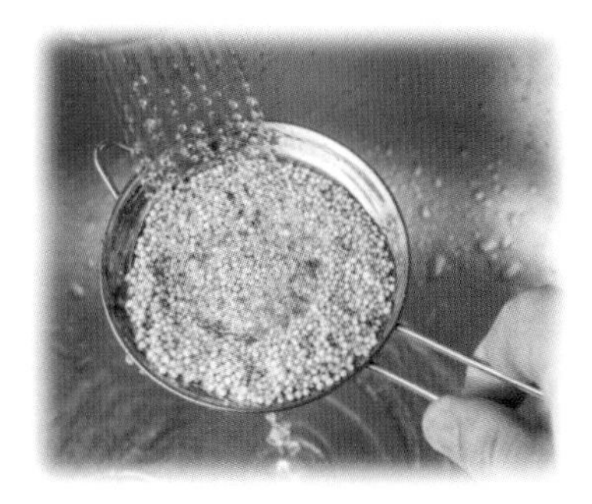

4. Se enjuagan bien las semillas y ya están listas para ser utilizadas en nuestros preparados o para comenzar el proceso de germinación (ver el capítulo 3).

* Fuente: www.prama.com.ar/alimentos_saludables/activado_semillas.

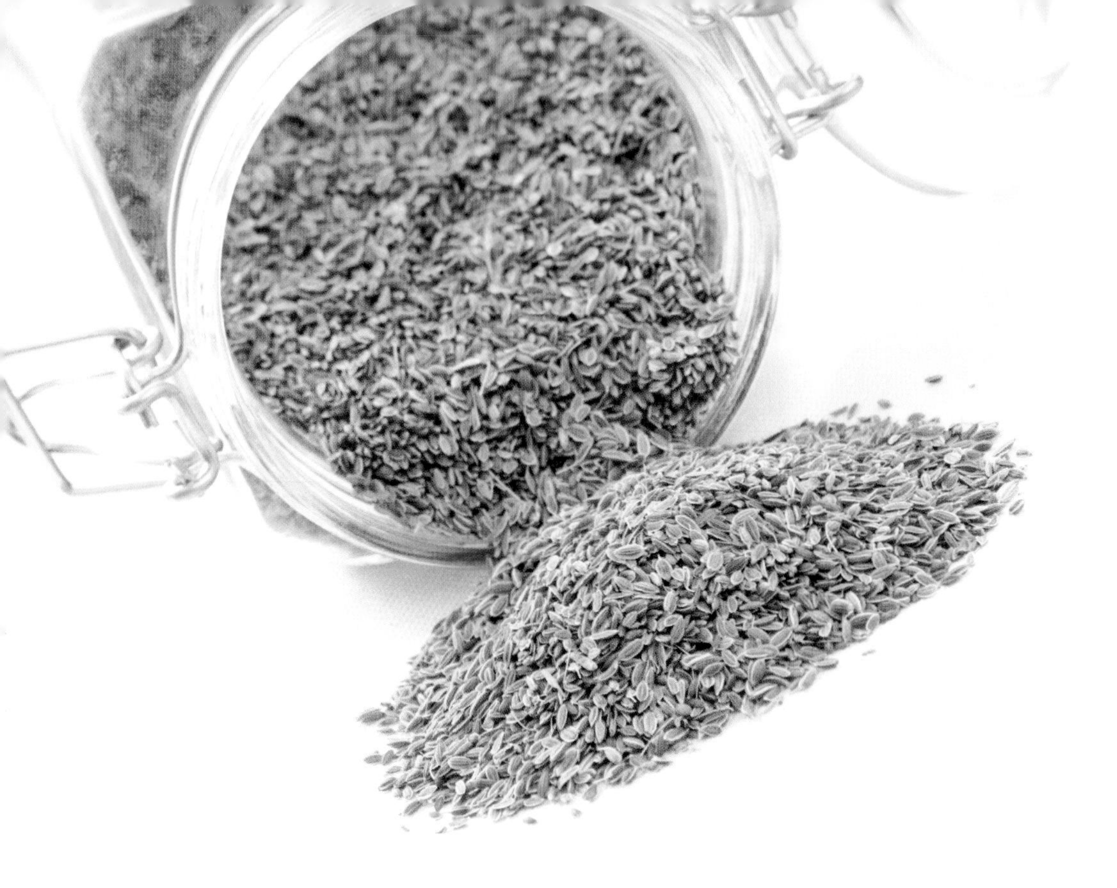

Tratamiento especial de algunas semillas

Chía y linaza

Con estas dos especies de semillas realizaremos una excepción en el proceso de activación. El motivo es que ambas generan un mucílago (sustancia orgánica de textura viscosa o gelatinosa) al tomar contacto con el agua.

Este mucílago es muy beneficioso para nuestro organismo y no queremos descartarlo. Por eso, en el caso de estas dos semillas realizaremos los siguientes pasos:

- Lavar bien las semillas que vamos a usar, con agua filtrada.
- Dejarlas en remojo en agua de buena calidad, en un frasco o vaso de vidrio limpio, entre ocho y doce horas.
- Transcurrido ese tiempo, utilizaremos las semillas con el agua de su remojo junto a su mucílago.

NOTA: no se deben moler las semillas y luego intentar activarlas. La razón es que al hacerlo estamos «rompiendo su estructura» y esas semillas ya no podrán activarse. De todos modos, moler las semillas es muy útil en algunos casos (viajes, fabricación de gomasio, etc).

Sobre las semillas, leguminosas y otros alimentos vegetales

La naturaleza, en forma de semillas, granos, raíces, plantas y algas, nos ofrece un mundo vibrante de energía, sabores y propiedades nutricionales, naturales para nuestro cuerpo. Estos alimentos, cultivados correctamente y bien conservados, aportan al organismo gran cantidad de minerales, proteínas, enzimas, vitaminas, aminoácidos esenciales y ácidos grasos. Representan una forma práctica y gustosa de incorporar a la dieta nutrientes de alta calidad, de fácil digestión y asimilación, que generan saciedad con cantidades moderadas

Las semillas, creadas por la madre naturaleza para garantizar la vida de árboles y plantas, son un alimento concentrado, fácil de conservar, de transportar y de consumir. Recordemos que los cereales y las legumbres pertenecen también a la familia de las semillas; todos ellos son muy recomendables en una dieta nutritiva y saludable.

¿Cómo guardar las semillas?

La mejor forma de conservarlas será en su cáscara natural, preparada para preservar los componentes nutricionales. De todos modos, en caso de estar peladas, podemos quedarnos tranquilos si las guardamos en frascos de vidrio o plástico, bien tapados (herméticamente), lejos de la luz y el calor, en un ambiente fresco y seco. Puede ser en la alacena o en el frigorífico.

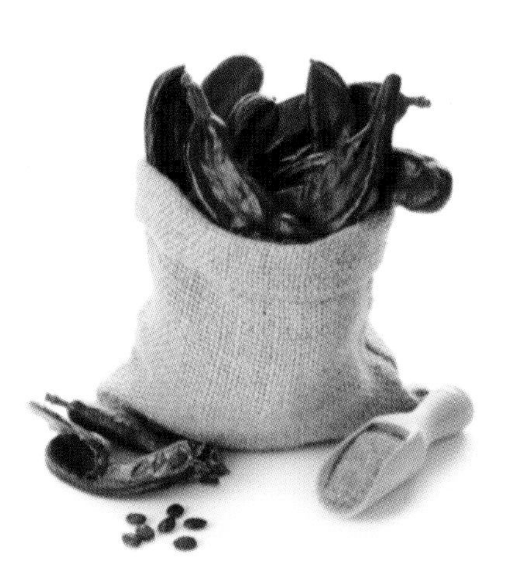

¿Cómo consumir las semillas?

Más adelante veremos cómo consumir las semillas activadas (en forma de leches vegetales), germinadas (agregándolas a los licuados y zumos o usándolas para hacer agua enzimática) y cocidas (solo para las leches de cereales –Kokkoh– y de copos de avena).

EL MITO: «LOS FRUTOS SECOS Y LAS SEMILLAS ENGORDAN»

Nuestra cultura nos ha hecho creer que las calorías de los alimentos determinan cuánto vamos o no a engordar; sin embargo, durante los últimos años, diversos estudios han comprobado y confirmado que, a pesar del alto aporte de calorías y lípidos vegetales de los frutos secos y semillas, su consumo en cantidades adecuadas no se asocia a la ganancia de peso corporal.

La composición de las semillas y los frutos secos, como los aceites vegetales de primera presión en frío, a pesar de contener un alto número de calorías y «grasas» (lípidos vegetales), son del tipo monoinsaturados o poliinsaturados, considerados ácidos grasos saludables para nuestro organismo.

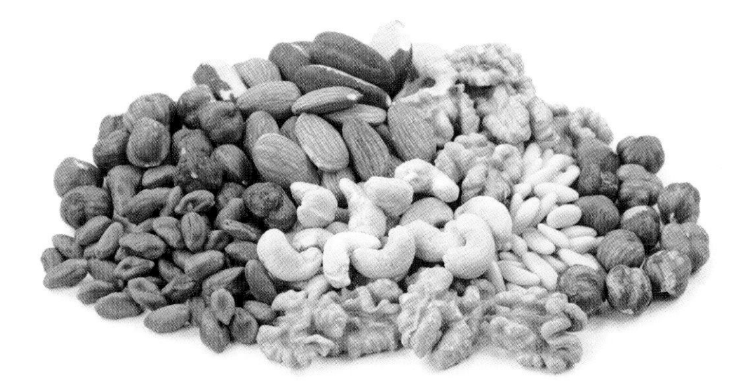

Ácidos grasos monoinsaturados

Su principal representante es el ácido oleico (C-18), presente en el aceite de oliva. Pueden ayudar a proteger la salud cardiovascular. Son utilizados preferentemente por el cuerpo después de su absorción. Contribuyen a bajar la glucemia y por tanto a disminuir la secreción de insulina y a limitar el almacenamiento.

Ácidos grasos poliinsaturados (AGPI)

Son un grupo de lípidos en cuya estructura química poseen entre dos y tres dobles valencias, o uniones insaturadas, que les confieren el nombre. Se los llama «aceites esenciales» porque son indispensables para la vida y porque no pueden ser sintetizados por el organismo humano, por lo cual deben proceder de la alimentación.

Se trata de los ácidos LINOLEICO, LINOLÉNICO Y GAMA LINOLÉNICO.

Otro ácido, el araquidónico, puede sintetizarse a partir del linoleico.

Estos ácidos grasos esenciales y poliinsaturados son fundamentales en la alimentación de todas las personas, en todas las etapas de su vida, ya sea en forma preventiva como curativa de enfermedades. Esto se debe a la abundancia de papeles que juegan en nuestro organismo:

- Son componentes principales de la estructura de todas las membranas celulares, asegurándoles su estabilidad normal.
- Son la materia prima a partir de la cual se sintetizan otros AGPI, las prostanglandinas, las lecitinas, la mielina, etc.
- Desempeñan un papel determinante en el equilibrio inmunitario, ya que modulan el fenómeno inflamatorio y la actividad de los linfocitos B y T, que son las células básicas de defensa del organismo contra factores agresores externos.
- El ácido araquidónico es una sustancia muy importante para las funciones de las estructuras cerebrales.

Estos AGPI se encuentran en pequeñas proporciones en varios alimentos y se concentran en las semillas de girasol, linaza, sésamo, cártamo, algodón, amapola, onagra, etc. Los aceites extraídos de estas semillas contienen entre el 50% y el 80% de ácidos linoleico y linolénico.*

Conclusión: si incluimos semillas y frutos secos en nuestra dieta diaria, en las cantidades adecuadas, no solo NO ganaremos un aumento de peso sino que podremos obtener todos sus beneficios nutritivos.**

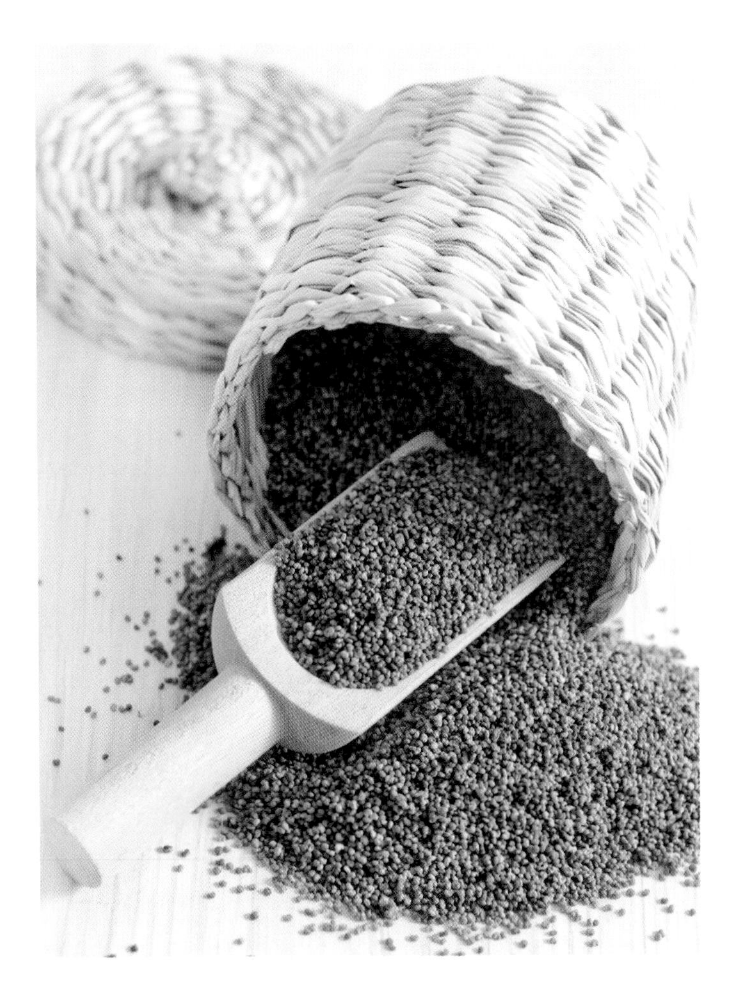

* Fuente: *Naturalmente sanos*; doctora Cinthia Blumencwejg, Médica Naturista.

** www.ncbi.nlm.nih.gov/pubmed/23595878

Capítulo 2

LAS LECHES VEGETALES

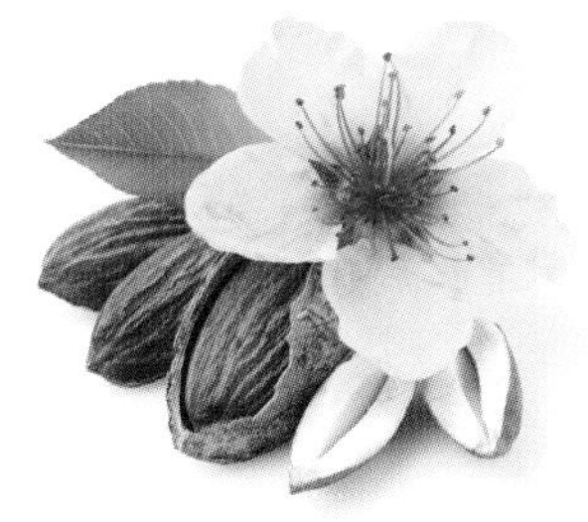

ELABORACIÓN PASO A PASO

Leches vegetales sin cocción

Si bien obtendremos distintos sabores y texturas de los diferentes preparados de leches vegetales sin cocción, el método que usaremos es muy parecido en todos los casos. A modo de referencia, lo detallo paso a paso, para que no sea necesario agregar este esquema en todas las recetas:

1. Activar las semillas que vamos a utilizar, dejándolas previamente en remojo en agua purificada entre ocho y doce horas. En algunos casos añadiremos ingredientes como el polen, uvas pasas, anacardos, etc., que también necesitan una hidratación previa de un par de horas.

2. Descartar el agua con la que activamos las semillas. Lavarlas bien (en todos los casos excepto con la linaza y la chía, las cuales usaremos con el agua de su remojo junto con su mucílago).
3. Colocar las semillas en la batidora, con nueva agua purificada. Batir los ingredientes.
4. Filtrar la preparación con una bolsa de tela para leches o zumos vegetales. Recolectar la preparación en un recipiente limpio.
5. La preparación ya está lista para consumir. Es mejor probarla con su sabor original y luego, si se desea, agregar los condimentos necesarios para darle sabor: esencia de vainilla, miel, canela, etc.
6. Envasar en una botella limpia usando un embudo. Tapar y guardar en el frigorífico. Las preparaciones se conservan de dos a tres días bien tapadas y guardadas en la nevera. Agitar antes de servir.

Muy importante: la «pulpa» de las semillas que sobre del filtrado de las leches podemos utilizarla para hacer preparaciones como postres, platos o helados de alimentación viva (*raw food*).

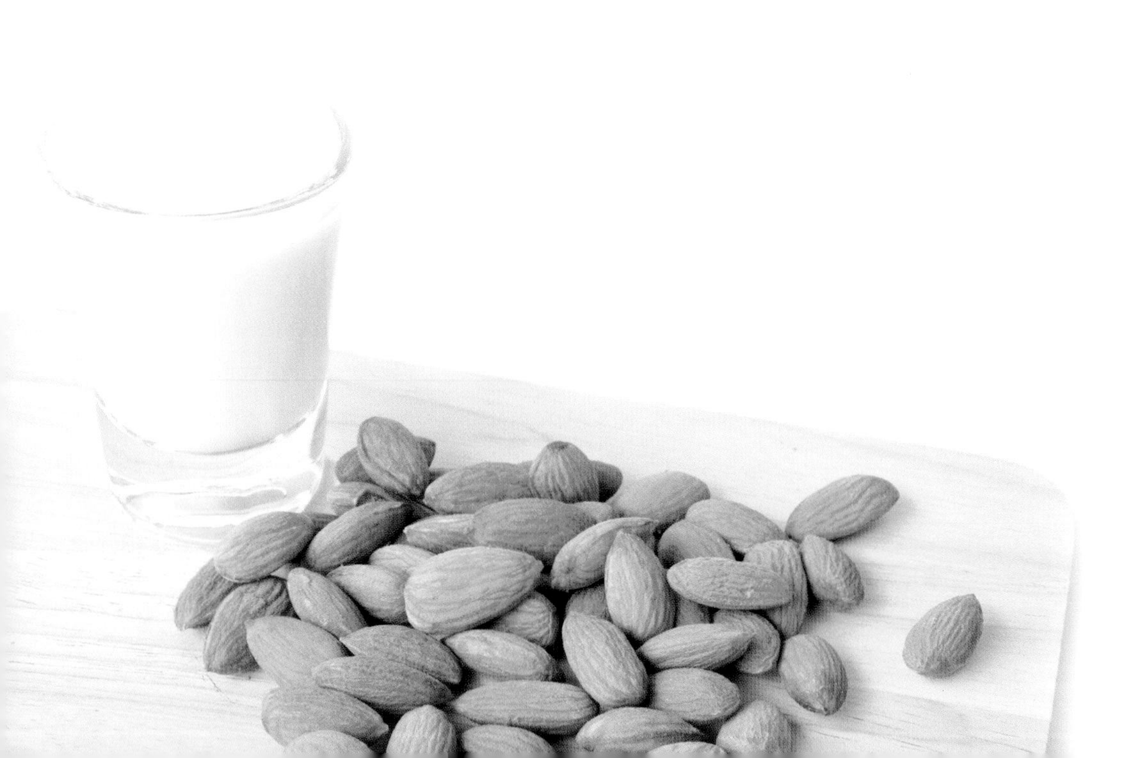

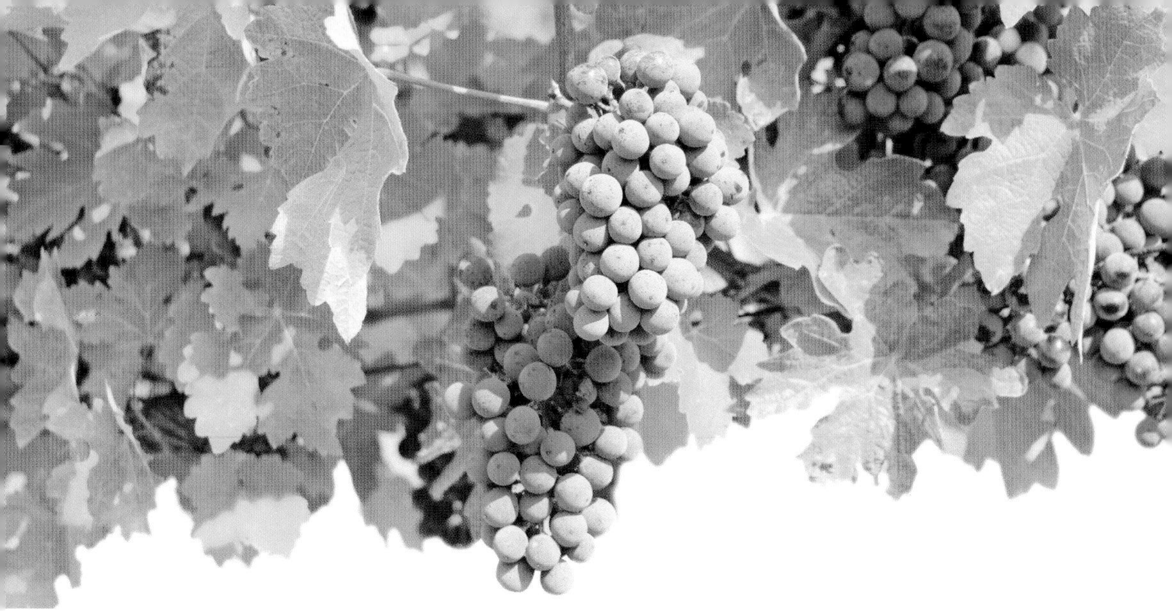

RECETAS

CANTIDAD DE INGREDIENTES

Antes de introducirnos en las recetas, me gustaría mencionar que la cantidad de ingredientes que propongo en cada una de ellas es solo una sugerencia para que puedas experimentar, y están calculadas de acuerdo a mi recorrido y sabores obtenidos. No hay certeza sobre la cantidad de semillas y frutos secos que necesita cada persona, ni tampoco es algo matemático.

Cada individuo es diferente y sus necesidades también lo son, teniendo en cuenta además que existen muchos factores que influyen en la vida cotidiana: forma de vida, desgaste físico, edad, peso y contextura física, clima del ambiente en el que se vive, modo general de alimentación, etc.

Sí me gustaría sugerirte, en el caso de querer hacer estas recetas para niños pequeños (de entre 2 y 6 años aproximadamente), que comiences usando preparaciones más diluidas, al menos con la mitad de los ingrediente sólidos detallados en cada receta. Por ejemplo: la receta de leche de almendras lleva una proporción de una taza de almendras activadas para un litro de agua. Esta misma receta ajustada a un niño pequeño la realizaremos con media taza de almendras activadas en un litro de agua, o inclusive todavía más diluida. Es mejor empezar con menos y observar al niño o niña, quienes demandarán más de acuerdo a sus necesidades. Por otro lado, a medida que experimentes con las distintas semillas seguramente descubras que cada una posee sus propias características: aroma, textura, densidad, etc., y eso también va a influir en las cantidades que elijas utilizar. Por eso, lo mejor es experimentar y observar. Observar la señales de nuestro cuerpo y observar a los niños en su carácter, su energía, su vitalidad, sus deposiciones, etc. y darse la libertad de ir ajustando las recetas como cada persona lo considere más adecuado.

También te sugiero que si vas a iniciarte en un profundo cambio de alimentación consultes con un experto en nutrición natural o con un médico naturista.

Nota: para niños pequeños (de entre 2 y 6 años) empezar con preparaciones más diluidas usando la mitad de los ingredientes sólidos en la misma cantidad de agua.

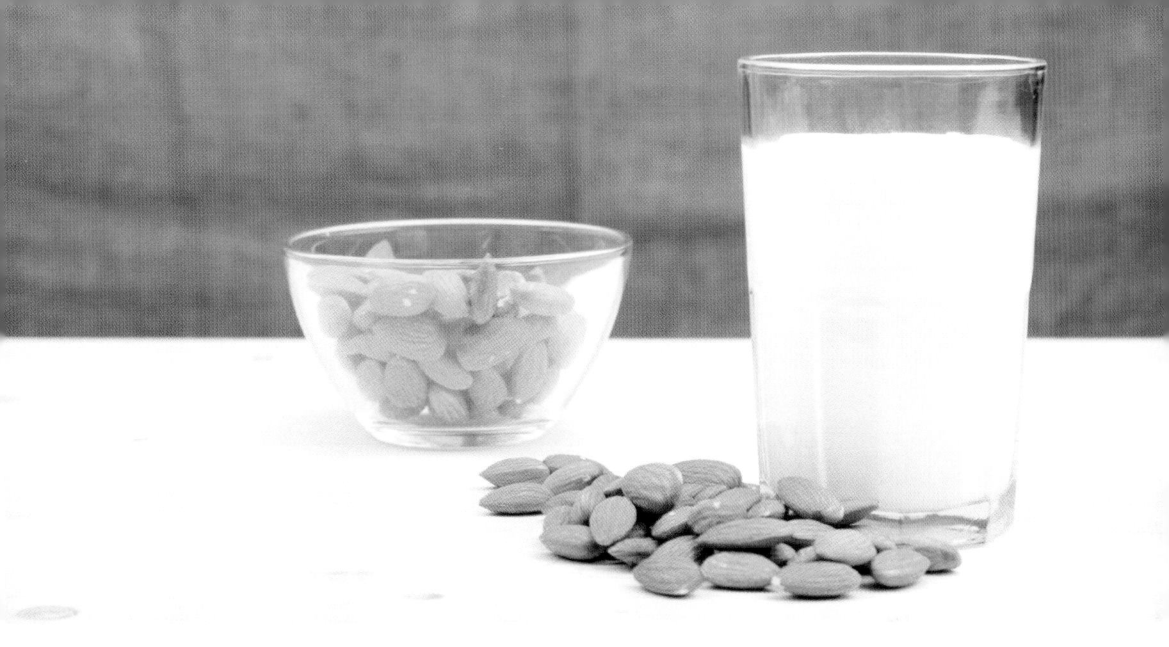

LECHE DE ALMENDRAS

Propiedades

Las almendras son fuente de calcio, magnesio, fósforo, hierro y potasio, ricas en proteínas vegetales y ácido oleico, así como en vitaminas A y E. También poseen vitaminas B_1, B_2, B_3 o PP, C y D. Contienen arginina –un aminoácido esencial para los niños– y zinc, cloro, cobre y azufre. Las siguientes son sus mayores cualidades:

- Son un valioso antioxidante.
- Tienen propiedades antisépticas.
- Contribuyen en la eliminación de toxinas.
- Ayudan a la secreción de leche materna.
- Son excelentes para niños en crecimiento.
- Ayudan a la regeneración del sistema nervioso y son un buen antiséptico intestinal.

Ingredientes (para 1 litro)

1 taza de almendras activadas[*]

1 litro de agua del grifo, purificada.

* Activado: lavado y dejado en remojo en agua purificada ente ocho y doce horas.

Preparación

1. Descartar el agua en la que hemos activado las almendras. Lavarlas y colocarlas en la batidora en ½ litro de agua purificada.
2. Batir durante 60 segundos.
3. Agregar ½ litro de agua purificada y batir 30 segundos más.
4. Filtrar con una bolsa de tela recolectando la preparación en un recipiente limpio (apretar bien para extraer las propiedades de la piel de las almendras).
5. Ya está lista para consumir. Es mejor probar su sabor original antes de agregarle sabor (por ejemplo, con miel, canela o vainilla).
6. Envasar, tapar bien y conservar en el frigorífico. Se mantiene entre dos y tres días. Agitar antes de servir.

LECHE THAI DE ALMENDRAS

Propiedades

A las bondades de las almendras se suman los aportes del jengibre (digestivo, antiinflamatorio y descongestivo), la vainilla (estimulante, digestiva, antiespasmódica, afrodisíaca), la canela (digestiva, aperitiva) y el cardamomo (digestivo, alcalinizante, protector del corazón).

Ingredientes (para 1 litro)

1 taza de almendras activadas
2 bayas de cardamomo activadas
2 rodajas de jengibre, peladas y crudas
1 pizca de canela
1 pizca de sal marina o rosada
1 cucharada de esencia de vainilla
1 litro de agua del grifo, purificada
1 cucharada de miel o el endulzante seleccionado

Preparación

1. Descartar el agua en la que hemos activado las almendras y las bayas de cardamomo. Lavar las almendras y colocarlas en la batidora con ½ litro de agua purificada junto con el jengibre, la sal marina, la canela y las bayas de cardamomo.
2. Batir durante 90 segundos.
3. Agregar ½ litro de agua purificada y batir 30 segundos más.
4. Filtrar con una bolsa de tela recolectando la preparación en un recipiente limpio.
5. Agregar la miel, la esencia de vainilla y remover.
6. Ya está lista para consumir.
7. Envasar, tapar bien y conservar en el frigorífico. Se mantiene entre dos y tres días. Agitar antes de servir.

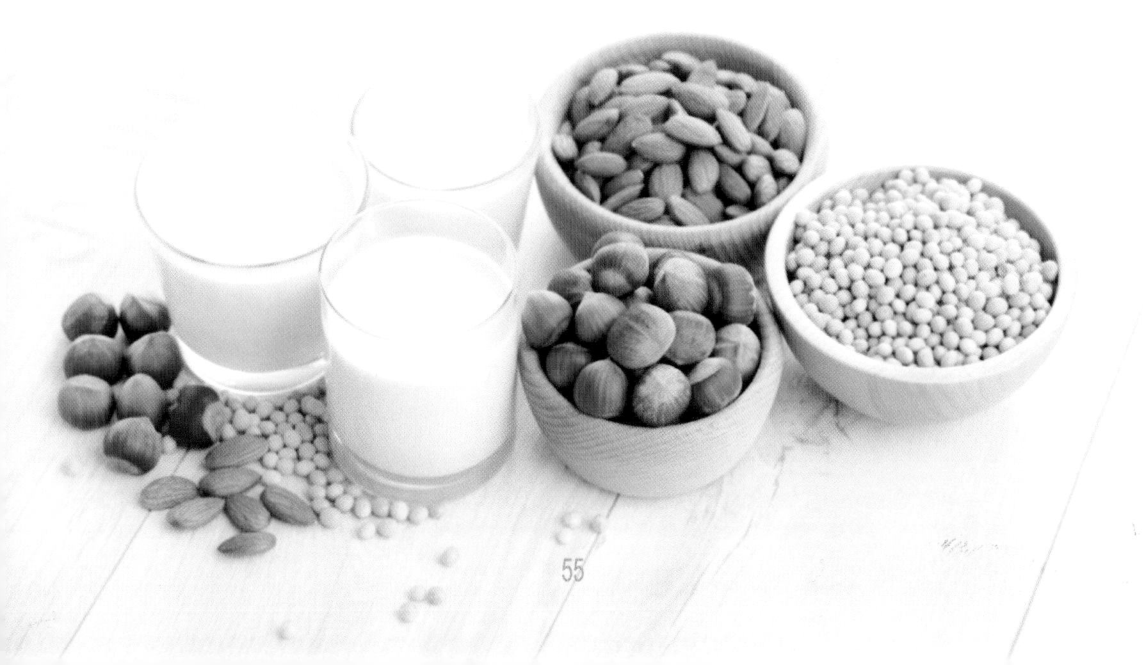

LECHE DE ALMENDRAS CON GERMINADOS

Los germinados aportan vitamina C entre otras excelentes propiedades (ver el capítulo 3).

Ingredientes (para 1 litro)

1 taza de almendras activadas
1 litro de agua del grifo, purificada
¼ de taza de germinados
1 cucharada sopera de miel o endulzante seleccionado
1 cucharadita (tamaño café) de esencia de vainilla natural

Preparación

1. Descartar el agua en la que hemos activado las almendras, lavarlas y colocarlas en la batidora junto al resto de los ingredientes, en ½ litro de agua purificada.
2. Batir durante 60 segundos.
3. Añadir ½ litro de agua y batir 30 segundos más.
4. Filtrar con una bolsa de tela recolectando la preparación en un recipiente limpio (apretar para extraer todos los nutrientes de la piel de las almendras).
5. Ya está lista para consumir. Se puede servir con un poco de canela.
6. Envasar, tapar bien y conservar en el frigorífico. Se mantiene entre dos y tres días. Agitar antes de servir.

LECHE DE ALPISTE

(COMPRAR ALPISTE ORGÁNICO, PARA CONSUMO HUMANO)

Propiedades

La leche de alpiste se caracteriza por ser una de las más enzimáticas, de altísimo contenido proteico. Proporciona una buena cantidad de proteínas, enzimas, sílice, potasio, fósforo, calcio, magnesio y ácido fólico. Aporta tono muscular. Es revitalizante, tiene propiedades diuréticas, contribuye a eliminar grasas y líquidos tóxicos –por lo que es excelente para la celulitis y la obesidad–, ayuda a la salud cardiovascular. Contiene gran cantidad de antioxidantes.

Ingredientes (para 1 litro)

¾ de taza de semillas de alpiste activadas
(orgánicas aptas para consumo humano)
1,2 litros de agua del grifo, purificada

Preparación

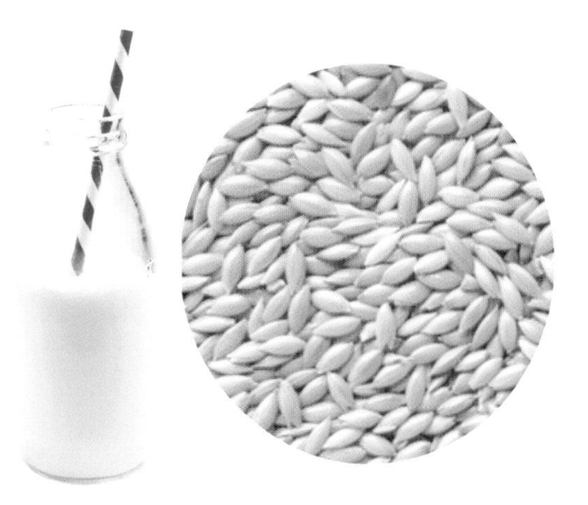

1. Descartar el agua en la que hemos activado las semillas de alpiste, lavarlas y colocarlas en la batidora junto con 600 ml de agua.
2. Batir durante 90 segundos.
3. Agregar 600 ml de agua y batir 30 segundos más.
4. Filtrar con una bolsa de tela, recolectando la preparación en un recipiente limpio.
5. Enjuagar la bolsa de tela y volver a filtrar (sin apretar).
6. Ya está lista para consumir. Se le puede dar sabor con miel, vainilla, limón, etc.
7. Envasar, tapar bien y conservar en el frigorífico. Se mantiene entre dos y tres días. Agitar antes de servir.

LECHE DE ALPISTE CON SEMILLAS DE ALBARICOQUE

Propiedades

A la gran cantidad de beneficios del alpiste se le suman los especiales beneficios de las semillas de damasco (albaricoque), cuyo componente B17 podría, según algunos estudios, prevenir el cáncer.* Te invito a que lo investigues por tu cuenta, vale la pena. El sabor amargo de las semillas de albaricoque se suaviza en la leche de alpiste.

Ingredientes (para 1 litro)

3/4 de taza de semillas de alpiste, activadas (orgánicas aptas para consumo humano)
7 pepitas de albaricoque, activadas
½ cucharadita (tamaño café) de canela orgánica
1 cucharadita (tamaño café) de esencia de vainilla
1,2 litros de agua del grifo, purificada
1 cucharada sopera de miel o endulzante seleccionado
1 pizquita de sal marina o rosada

Preparación

1. Descartar el agua en la que hemos activado las semillas de alpiste y las de albaricoque, lavarlas y colocar el alpiste en la batidora junto con 600 ml de agua.
2. Batir durante 90 segundos.
3. Agregar 600 ml de agua y las semillas de albaricoque y batir 60 segundos más.
4. Filtrar con una bolsa de tela, recolectando la preparación en un recipiente limpio.
5. Enjuagar la bolsa de tela y volver a filtrar (sin apretar).
6. Ya está lista para consumir.
7. Envasar, tapar bien y conservar en el frigorífico. Se mantiene entre dos y tres días. Agitar antes de servir.

* Puedes ver el artículo en www.buenasiembra.com.ar/salud/fitoterapia/cura-del-cancer-con-semillas-de-damasco-albaricoque-485.html

LECHE DE QUINOA BÁSICA

Propiedades

La quinoa es una semilla milenaria, sagrada para los pueblos del Altiplano Andino. Se obtiene de una planta llamada *Chenopodium quinoa*, y los incas la llamaban «grano madre» debido a su gran aporte alimenticio. Según estudios de la FAO, la variedad amarilla de Marangani posee todos los aminoácidos esenciales; es considerada por lo tanto una fuente de proteínas completa. Es rica en fibra, vitaminas B_1, B_2, B_3, ácido fólico, fósforo y calcio. Aporta grasas saludables que facilitan la absorción de las vitaminas liposolubles. Contiene mucho hierro y debido a la calidad de sus proteínas realiza un aporte fundamental para las personas vegetarianas y veganas.

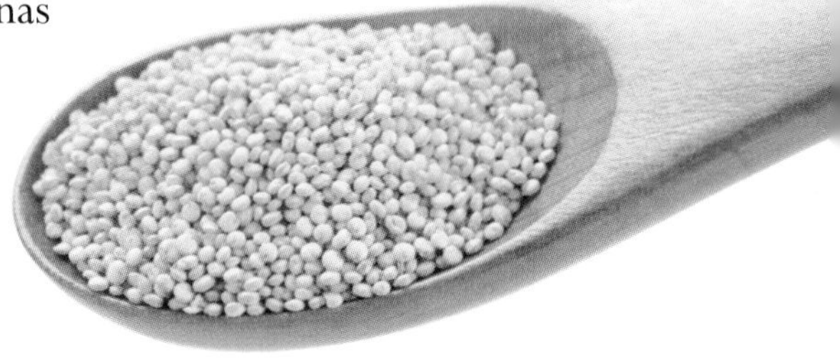

La quinoa es una semilla excelente para brotar y realizar agua enzimática. Según la ONU, presenta un equilibrio de proteínas y nutrientes muy cercano al ideal del alimento humano.

Ingredientes (para 1 litro)

¾ de taza de quinoa orgánica (previamente bien lavada para eliminar la saponina: película protectora que recubre los granos) y activada (durante ocho horas)
1,2 litros de agua del grifo, purificada

Preparación

1. Descartar el agua en la que hemos activado la quinoa. Lavarla y colocarla en una batidora con 600 ml de agua purificada.
2. Batir durante 60 segundos.
3. Agregar 600 ml de agua purificada y batir 30 segundos más.
4. Filtrar con una bolsa de tela, recolectando la preparación en un recipiente limpio.
5. Ya está lista para consumir. Probar su sabor original y añadir sabor al gusto.

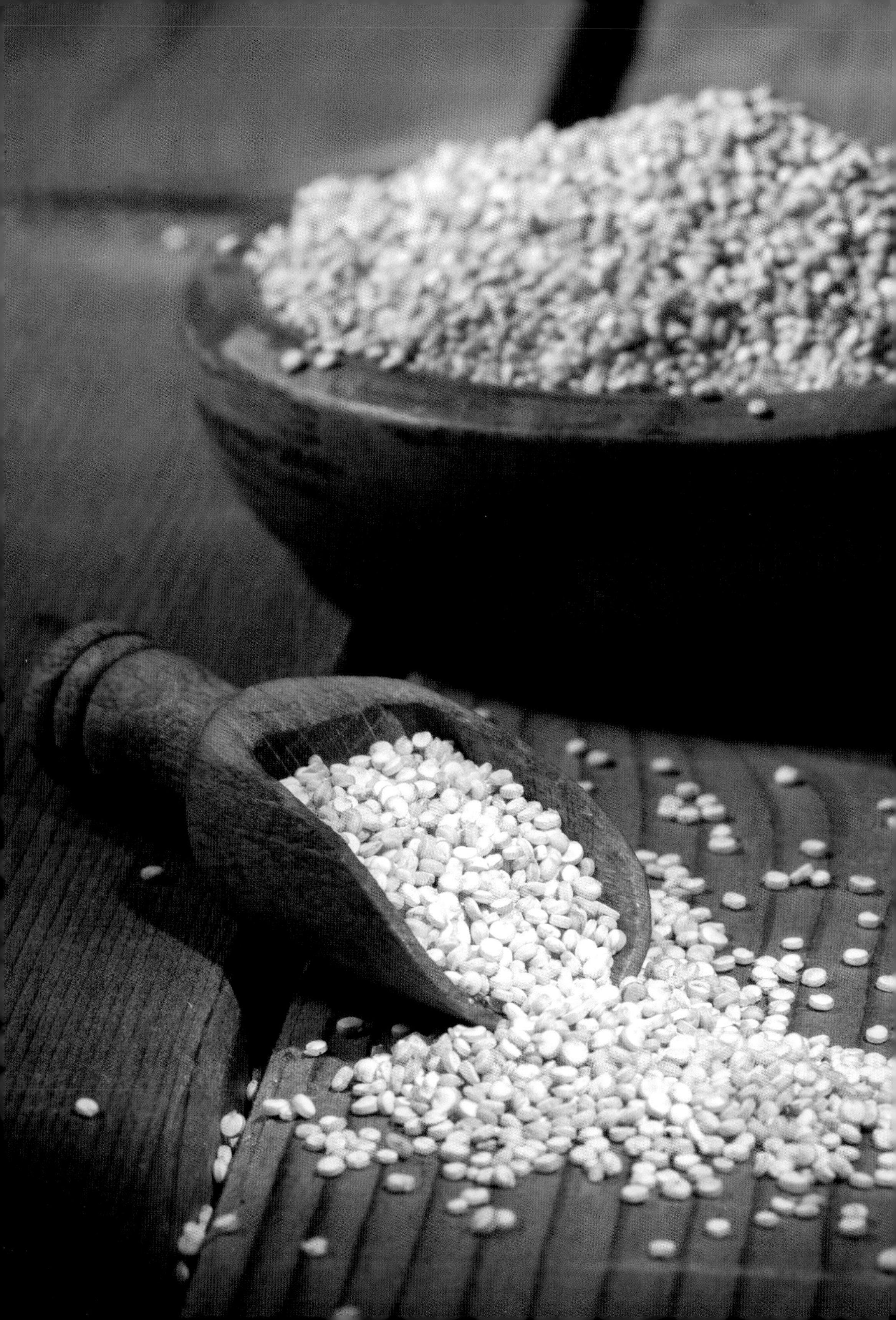

6. Envasar, tapar bien y conservar en el frigorífico. Se mantiene entre dos y tres días. Agitar antes de servir.

LECHE DE QUINOA COMBINADA

Ingredientes (para 1 litro)

½ taza de quinoa orgánica (previamente bien lavada para eliminar la saponina) y activada (durante ocho horas)
½ taza de anacardos
2 cucharadas soperas colmadas de coco rallado orgánico sin azúcar agregado
1 litro de agua del grifo purificada
½ cucharadita (tamaño café) de canela
1 cucharada (tamaño té) de esencia de vainilla
1 rodaja de jengibre, pelada y cruda
1 cucharada de miel o el endulzante seleccionado
1 pizca de sal marina o rosada
Opcional: zumo de ½ limón, colado sin semillas

Preparación

1. Descartar el agua en la que hemos activado la quinoa. Lavarla bien y colocarla en una batidora junto con el resto de los ingredientes en ½ litro de agua purificada.
2. Batir durante 60 segundos.
3. Agregar ½ litro de agua purificada y batir 30 segundos más.
4. Filtrar con una bolsa de tela, recolectando la preparación en un recipiente limpio.
5. Ya está lista para consumir.
6. Envasar, tapar bien y conservar en el frigorífico. Se mantiene entre dos y tres días. Agitar antes de servir.

LECHE DE SÉSAMO BÁSICA

Propiedades

El sésamo es conocido por ser una extraordinaria fuente de calcio, muy superior a la leche de vaca. Ideal durante el embarazo y la lactancia. Excelente para prevenir la osteoporosis y desarrollar la formación dental y ósea en los niños. Contiene lecitina, que resulta muy beneficiosa para la buena memoria. Rico en magnesio, fósforo, hierro, potasio, zinc y vitaminas B_1, B_2, B_3, B_6, B_9 y E, resulta indispensable para el buen funcionamiento del sistema nervioso. Posee ácidos grasos poliinsaturados de las familias omega 3 y omega 6. Favorece la digestión de las grasas. Entre sus variedades encontramos el sésamo blanco, el negro y el integral, con el que se realiza el gomasio.

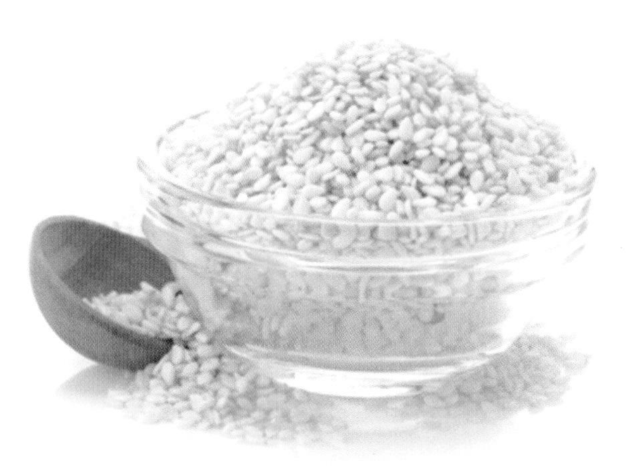

Ingredientes (para 1 litro)

1 taza de semillas de sésamo blanco activada
1 litro de agua del grifo, purificada
2 cucharadas de miel

Preparación

1. Descartar el agua en la que hemos activado las semillas. Lavarlas y colocarlas en la batidora con ½ litro de agua, junto con la miel.
2. Batir durante 30 segundos.
3. Agregar ½ litro de agua y batir 30 segundos más.
4. Filtrar con una bolsa de tela, recolectando la preparación en un recipiente limpio.
5. Ya está lista para consumir.

6. Envasar, tapar bien y conservar en el frigorífico. Se mantiene entre dos y tres días. Agitar antes de servir.

Comentario: el sésamo tiene un sabor naturalmente amargo, por eso generalmente lo mezclo con coco rallado y almendras.

LECHE DE COCO

Propiedades

Recomiendo comprar el coco rallado orgánico o natural, sin azúcar añadido (hay una gran diferencia en la calidad de la leche que se obtiene cuando el coco está viejo o alterado con procesos como el agregado del azúcar refinado). El coco es un eficaz mineralizante y reconstituyente de la estructura ósea y articular, así como una fuente de calcio, fósforo, hierro, potasio, zinc y magnesio. Aporta fibra y vitaminas A, E, B, B_1, B_2, PP y C. Es antiparasitario y fortalece el sistema inmunitario. Se recomienda para el buen estado de los huesos, las articulaciones y los músculos. Ideal en época de crecimiento.

Ingredientes (para 1 litro)

3/4 de taza de coco rallado orgánico, sin azúcar añadido
(es opcional hidratarlo durante quince minutos)
1 litro de agua del grifo, purificada.

Preparación

1. Colocar en la batidora el coco rallado (junto con el agua de su hidratación) y completar hasta ½ litro de agua purificada.
2. Batir durante 60 segundos.
3. Agregar ½ litro de agua purificada y batir 30 segundos más.
4. Filtrar con una bolsa de tela, recolectando la preparación en un recipiente limpio.

5. Ya está lista para consumir.
6. Envasar, tapar bien y conservar en el frigorífico. Se mantiene entre dos y tres días. Agitar antes de servir y añadir sabor al gusto.

LECHE DE COCO, SÉSAMO Y DÁTILES

Propiedades

Esta leche de exquisito sabor contiene gran cantidad de calcio ya que une los beneficios del sésamo y el coco. Sumamos también el cardamomo (digestivo y alcalinizante) y el gran aporte energético y nutritivo de los dátiles.

Ingredientes (para 1 litro)

¼ de taza de semillas de sésamo blanco activadas
¾ de taza de coco rallado orgánico
2 bayas de cardamomo, activadas
8 dátiles deshuesados previamente hidratados durante ocho horas (antes de usar, verificar que no tengan hueso, pues se rompería la batidora) o reemplazarlos por miel
1 cucharadita de esencia de vainilla natural
1 pizquita de sal marina o rosada
1 litro de agua del grifo, purificada

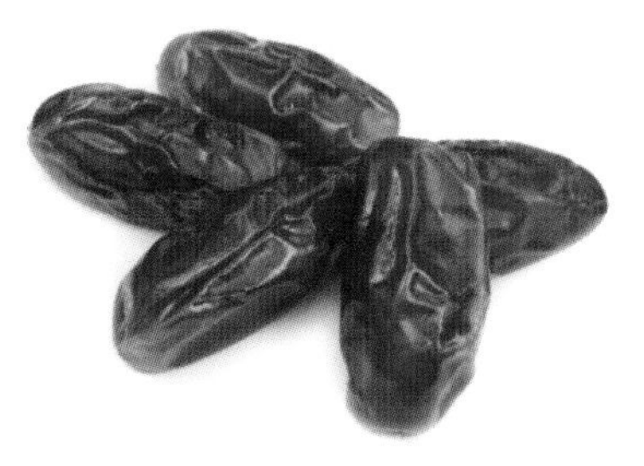

Preparación

1. Descartar el agua en la que hemos activado las semillas de sésamo y de cardamomo. Descartar el agua de la hidratación de los dátiles. Lavarlos y colocarlos junto con el resto de los ingredientes en la batidora con ½ litro de agua purificada.
2. Batir durante 60 segundos.
3. Agregar ½ litro de agua y batir 30 segundos más.
4. Filtrar con una bolsa de tela, recolectando la preparación en un recipiente limpio.
5. Ya está lista para consumir.

6. Envasar, tapar bien y conservar en el frigorífico. Se mantiene entre dos y tres días. Agitar antes de servir.

LECHE BÁSICA DE SEMILLAS DE CALABAZA

Propiedades

Las semillas de calabaza contienen aminoácidos esenciales. Son fuente de hierro, fósforo y beta-caroteno, por lo que ayudan a mejorar la visión. Contienen también manganeso, calcio, potasio, sodio y zinc. Mejoran el sistema inmunitario y poseen propiedades emolientes, antiinflamatorias y antioxidantes. Son conocidas por sus beneficios a la hora de proteger la próstata y la vejiga. Gracias a su riqueza en ácidos grasos insaturados, son excelentes para el cuidado del corazón y para prevenir el riesgo de enfermedades cardiovasculares. Son también un buen estimulante del páncreas, ayudando por tanto a regular los niveles de azúcar en sangre. Intervienen en el buen funcionamiento intestinal y se utilizan para combatir parásitos intestinales, incluida la tenia (www.natursan.net).

Ingredientes (para 1 litro)

1 taza de semillas de calabaza activadas (durante doce horas)
1 litro de agua del grifo, purificada

Preparación

1. Descartar el agua en la que hemos activado las semillas de calabaza. Lavarlas y colocarlas en la batidora en ½ litro de agua purificada.
2. Batir durante 60 segundos.
3. Agregar ½ litro de agua purificada y batir 20 segundos más.
4. Filtrar con una bolsa de tela, recolectando la preparación en un recipiente limpio.

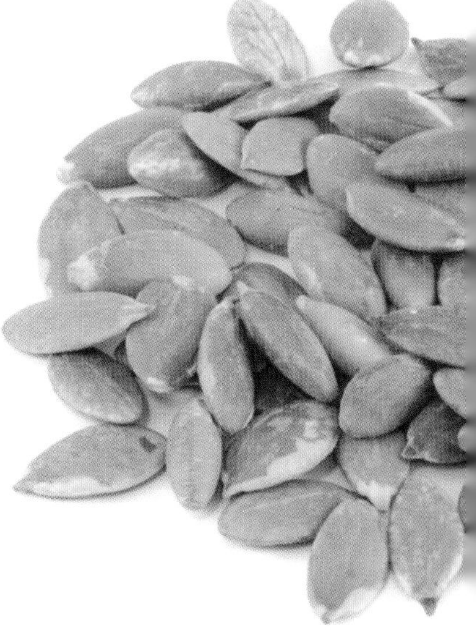

5. Ya está lista para consumir. Es mejor probar su sabor original antes de dar sabor al gusto.
6. Envasar, tapar bien y conservar en el frigorífico. Se mantiene entre dos y tres días. Agitar antes de servir.

Esta leche se puede usar también para hacer leches chocolateadas, batidos o helados.

LECHE DE SEMILLAS COMBINADAS

Esta leche tiene propiedades desparasitantes, ya que las semillas de todos los frutos de la familia de las cucurbitáceas (calabaza, sandía, melón) son efectivas contra tenias y áscaris. Buenas para la próstata, también desinflaman la vejiga urinaria y mejoran la fertilidad.*

Ingredientes (para 1 litro)

½ taza de semillas de calabaza activadas (durante doce horas)
2 cucharadas soperas de semillas de melón o sandía
(con la placenta que acompaña la semilla)
2 bayas de cardamomo, previamente remojadas durante doce horas
4 cucharadas colmadas de coco rallado orgánico, sin azúcar añadido
1 cucharada de esencia de vainilla natural
1 rodaja de jengibre, pelada y cruda
1 litro de agua del grifo, purificada
1 cucharada de miel
1 pizca de sal marina o rosada

Preparación

1. Descartar el agua en la que hemos activado las semillas y el cardamomo. Lavarlas bien y colocarlas en una batidora con el resto de los ingredientes, en ½ litro de agua purificada.

* *Nutrición vitalizante* de Néstor Palmetti.

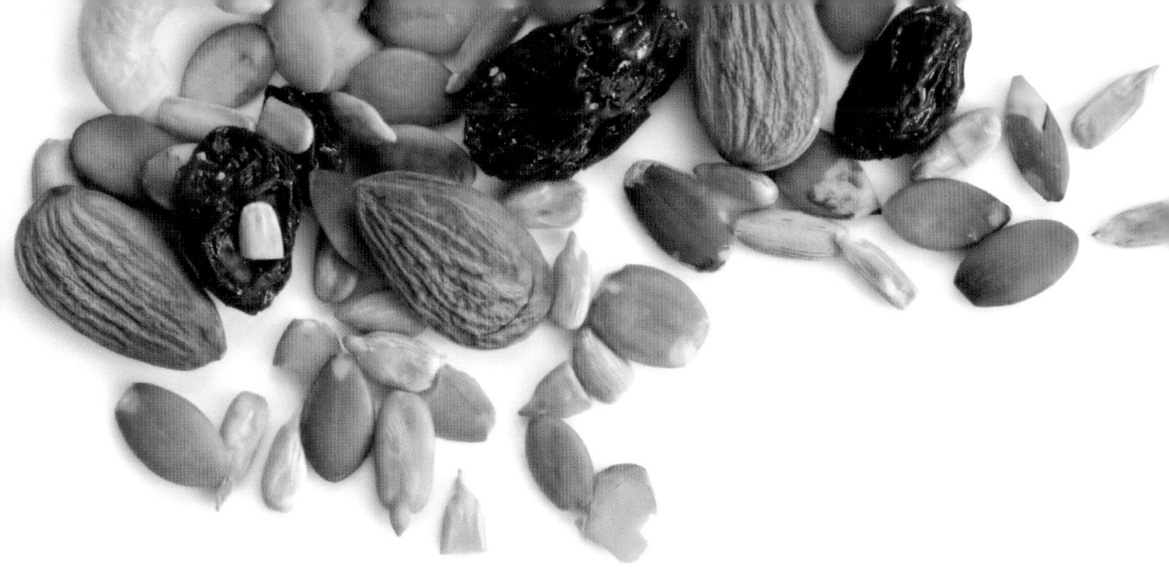

2. Batir durante 60 segundos.
3. Agregar ½ litro de agua purificada y batir 30 segundos más.
4. Filtrar con una bolsa de tela, recolectando la preparación en un recipiente limpio.
5. Ya está lista para consumir.
6. Envasar, tapar bien y conservar en el frigorífico. Se mantiene entre dos y tres días. Agitar antes de servir.

LECHE DE LINAZA

Propiedades

La linaza posee una concentración de más del 20% de su peso en omega 3. Junto con la chía, son las únicas fuentes vegetales con predominio de omega 3 sobre los omega 6. Posee una concentración de sustancias nutricionales y terapéuticas de altísima calidad. Tiene un alto contenido en minerales (potasio, fósforo, magnesio, calcio, zinc, hierro), vitaminas (B, C y E), enzimas y fibra soluble (mucílagos). Además de activar la función intestinal, nutre la flora, neutraliza el exceso de acidez, estabiliza la glucosa en sangre y ayuda a la salud cardiovascular.

Ingredientes (para 1 litro)

1 taza de linaza activada (durante 12 horas; corresponde a poco más de media taza antes de activar las semillas, ya que duplican su volumen con la activación)
1 litro de agua del grifo, purificada

Preparación

1. Colocar las semillas activadas junto con el agua de su remojo en la batidora y completar hasta 700 ml con agua purificada.
2. Batir durante 60 segundos.
3. Completar hasta 1 litro de agua y batir 30 segundos más.
4. Filtrar con una bolsa de tela, recolectando la preparación en un recipiente limpio.
5. Ya está lista para consumir. Es mejor probar su sabor original antes de saborizar.
6. Envasar, tapar bien y conservar en el frigorífico. Se mantiene entre dos y tres días. Agitar antes de servir.

NOTA: se recomienda beber a temperatura ambiente o fría. Esta leche no se puede entibiar ya que se saturan sus ácidos grasos.

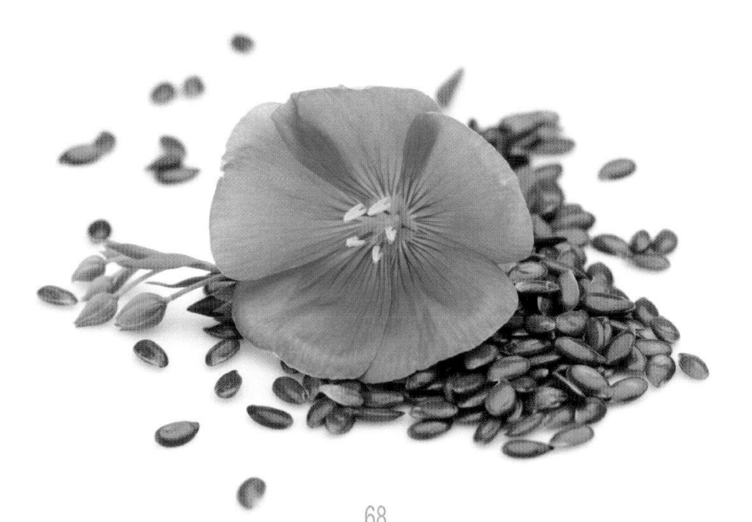

LECHE DE NUECES PECANAS

Propiedades

La nuez provee un aporte significativo de ácidos grasos poliinsaturados, grasa, calorías, vitamina B_6, ácidos grasos monoinsaturados, magnesio, vitamina E, vitamina B_1, fósforo, vitamina B_9 (ácido fólico), fibra, ácidos grasos saturados, zinc, potasio, proteínas, hierro y calcio. Sus ácidos grasos aportan energía y ayudan a regular la temperatura corporal, así como a envolver y proteger órganos vitales como el corazón y los riñones.

La vitamina B_6 (piridoxina) favorece la formación de glóbulos rojos, células sanguíneas y hormonas y colabora en el mantenimiento de los sistemas nervioso e immune. También evita la formación de cálculos de oxalato de calcio en el riñón. Su aporte de magnesio ayuda a mantener estable el ritmo cardíaco y la presión arterial, protegiendo las paredes de los vasos sanguíneos y evitando la formación de coágulos. Además, con el magnesio, se aumenta la producción de glóbulos blancos. Sus propiedades antioxidantes protegen al sistema inmune, al sistema nervioso y al sistema cardiovascular, ayudando en la formación y renovación de fibras elásticas y colágenas del tejido conjuntivo (puedes obtener más información en www.saludybuenosalimentos.es/alimentos).

Ingredientes: (para 1 litro)

1 taza de nueces o pecanas, activadas
1 litro de agua del grifo, purificada

Preparación

1. Descartar el agua en la que hemos activado las nueces. Lavarlas bien y colocarlas en una batidora con ½ litro de agua purificada.
2. Batir durante 60 segundos.
3. Agregar ½ litro de agua purificada y batir 30 segundos más.

4. Filtrar con una bolsa de tela, recolectando la preparación en un recipiente limpio.
5. Ya está lista para consumir.
6. Envasar, tapar bien y conservar en el frigorífico. Se mantiene entre dos y tres días. Agitar antes de servir.

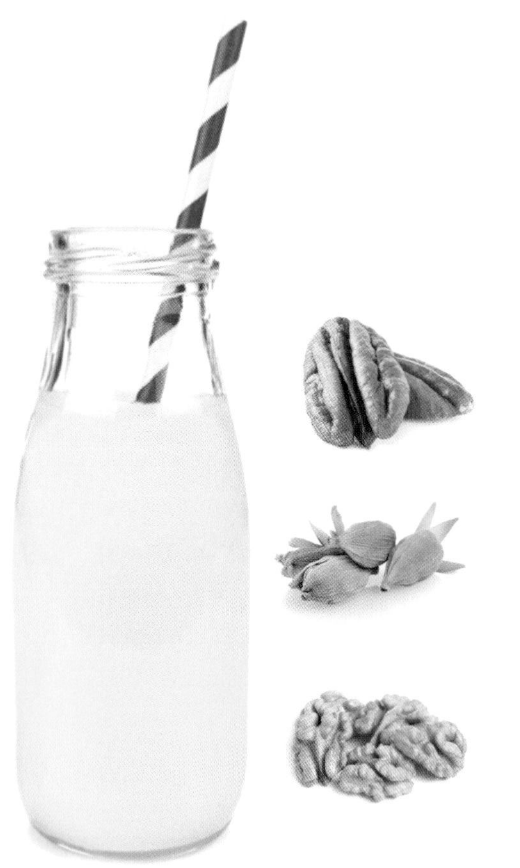

LECHE THAI DE NUEZ

Ver las propiedades de las nueces en la página 69.

Ingredientes (para 1 litro)

½ taza de nueces pecanas, activadas
½ taza de nueces, activadas
3 cucharadas de coco rallado orgánico
2 bayas de cardamomo, activadas
1 litro de agua del grifo, purificada
1 pizquita de sal marina o rosada
½ cucharadita de canela
1 cucharadita de esencia de vainilla natural
1 cucharada de miel o endulzante seleccionado

Preparación

1. Descartar el agua en la que hemos activado las nueces y las bayas de cardamomo. Lavarlas y colocarlas en una batidora junto con el resto de los ingredientes, en 600 ml de agua purificada.
2. Batir durante 60 segundos.
3. Agregar 400 ml de agua purificada y batir 30 segundos más.

4. Filtrar con una bolsa de tela, recolectando la preparación en un recipiente limpio.
5. Ya está lista para consumir.
6. Envasar, tapar bien y conservar en el frigorífico. Se mantiene entre dos y tres días. Agitar antes de servir.

LECHE DE AVELLANAS

Propiedades

Por su alto contenido en vitamina E, las avellanas presentan propiedades antioxidantes que ayudan a mantener la integridad de la membrana celular, además de proteger al sistema inmune, al sistema nervioso y al sistema cardiovascular evitando la destrucción de glóbulos rojos y la formación de trombos. Asimismo, esta vitamina protege al organismo frente al envejecimiento causado por la degeneración de los tejidos. Estos frutos secos son fuente de energía y ayudan a regular la temperatura corporal. Poseen una elevada cantidad de ácidos grasos esenciales. Aportan minerales como magnesio, calcio, fósforo, hierro, potasio y zinc, además de fibra, vitamina B_1 –esencial en la absorción de glucosa por parte del cerebro y el sistema nervioso–, vitamina B_6 y ácido fólico. Son ricos en ácidos grasos, hidratos de carbono y proteínas. El resto de sus nutrientes, presentes en menor medida son: vitaminas B_2 y B_3, selenio, vitamina C, carotenoides, yodo, agua, sodio y vitamina A.

Si deseas ampliar la información sobre las excelentes propiedades de las avellanas, visita www.saludybuenosalimentos.es.

Ingredientes (para 1 litro)

1 taza de avellanas naturales, activadas (durante 12 horas)
1 litro de agua del grifo, purificada

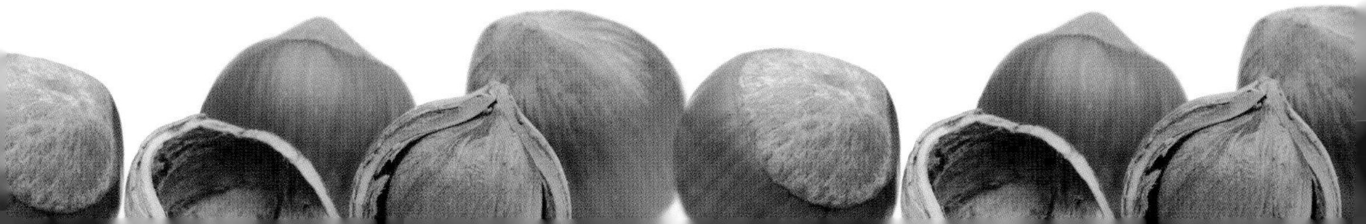

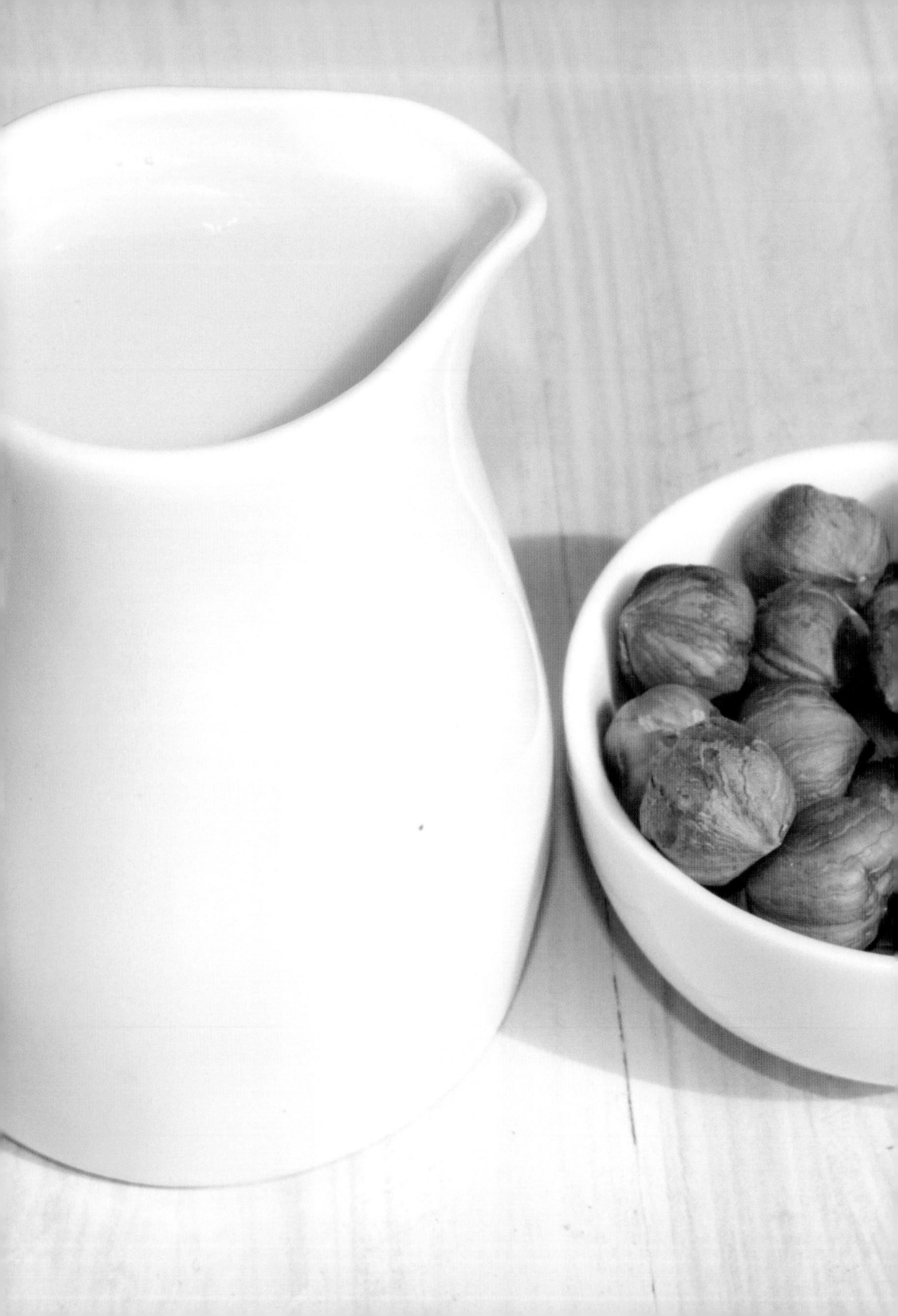

Preparación

1. Descartar el agua con la que hemos activado las avellanas. Lavarlas y colocarlas en la batidora con ½ litro de agua purificada.
2. Batir durante 60 segundos.
3. Agregar ½ litro de agua purificada y batir 30 segundos más.
4. Filtrar con una bolsa de tela, recolectando la preparación en un recipiente limpio.
5. Ya está lista para consumir. Es mejor probar su sabor original antes de añadir algún saborizante.
6. Envasar, tapar bien y conservar en el frigorífico. Se mantiene entre dos y tres días. Agitar antes de servir.

LECHE DE AVELLANAS CON POLEN Y MACA

Ingredientes (para 1 litro)

½ taza de avellanas activadas (se puede hacer también con almendras o nueces activadas)
4 cucharadas soperas colmadas de coco rallado
1 cucharada (tamaño té) de polen (previamente hidratado dos horas)
1 cucharada (tamaño postre) de maca
1 litro de agua del grifo, purificada
1 cucharadita (tamaño café) de canela
1 o 2 cucharadas de miel

Preparación

1. Descartar el agua en la que hemos activado las avellanas. Lavarlas. Colocar todos los ingredientes en la batidora con ½ litro de agua (incluir el polen con el agua del remojo).
2. Batir durante 60 segundos.
3. Completar hasta 1 litro de agua purificada y batir 30 segundos más.

4. Filtrar con una bolsa de tela, recolectando la preparación en un recipiente limpio.
5. Ya está lista para consumir (probar a batir un vaso de esta leche con una manzana orgánica y tomar en el momento).
6. Envasar, tapar bien y conservar en el frigorífico. Se mantiene entre dos y tres días. Agitar antes de servir.

LECHE DE PISTACHOS BÁSICA

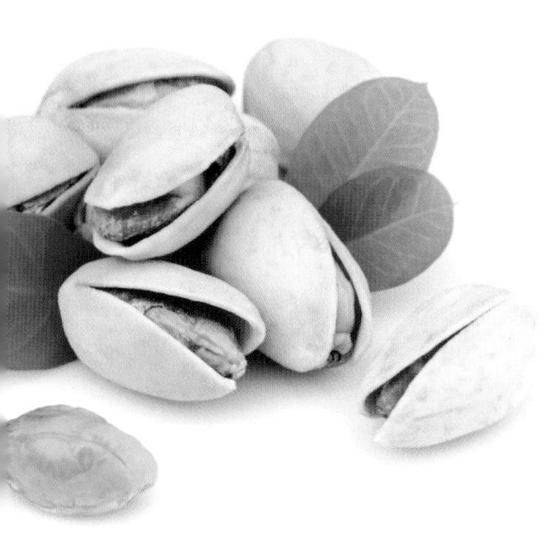

Propiedades

Según la *American Heart Association*, comer cincuenta unidades diarias de pistachos naturales pelados ayuda a reducir el riesgo de sufrir enfermedades del corazón. Ricos en grasas monoinsaturadas y poliinsaturadas, contribuyen a la salud cardiovascular. Poseen vitaminas B_1, B_2 y B_3 y ácido fólico –ideal para la etapa del embarazo–, minerales como potasio y magnesio (útiles para reducir la presión arterial), calcio y fósforo.

Poseen grasas saludables, esteroles naturales, proteínas y fibra. Cuentan con propiedades afrodisíacas. Su efecto saciante ayuda a controlar el peso y aminora la posibilidad de sufrir obesidad. Favorecen la vista, aportan energía y contribuyen al buen funcionamiento intestinal. La luteína, el gamma-tocoferol y las vitaminas B_2 y E lo convierten en un poderoso antioxidante (http://www.americanpistachios.es).

Ingredientes (para 1 litro)

1 taza de pistachos crudos y pelados, previamente lavados e hidratados dos horas

1 litro de agua del grifo, purificada

Preparación

1. Descartar el agua en la que hemos hidratado los pistachos. Lavarlos y colocarlos en la batidora con ½ litro de agua purificada.
2. Batir durante 60 segundos.
3. Agregar ½ litro de agua purificada y batir 20 segundos más.
4. Filtrar con una bolsa de tela, recolectando la preparación en un recipiente limpio.
5. Ya está lista para consumir.
6. Envasar, tapar bien y conservar en el frigorífico. Aguanta entre dos y tres días. Agitar antes de servir.

LECHE CREMOSA COMBINADA CON PISTACHOS

Ingredientes (para 1 litro de leche)

½ taza de pistachos crudos pelados sin sal (hidratados durante dos horas)
½ taza de anacardos
1 cucharadita (tamaño café) de canela
1 cucharada sopera de levadura de cerveza
1 cucharada (tamaño té) de maca
3 cucharadas soperas de algarroba blanca
2 rodajas de jengibre, peladas, crudas
1 litro de agua purificada
2 cucharadas de miel o endulzante seleccionado

Preparación

1. Colocar todos los ingredientes en la batidora en ½ litro de agua.
2. Batir durante 90 segundos.

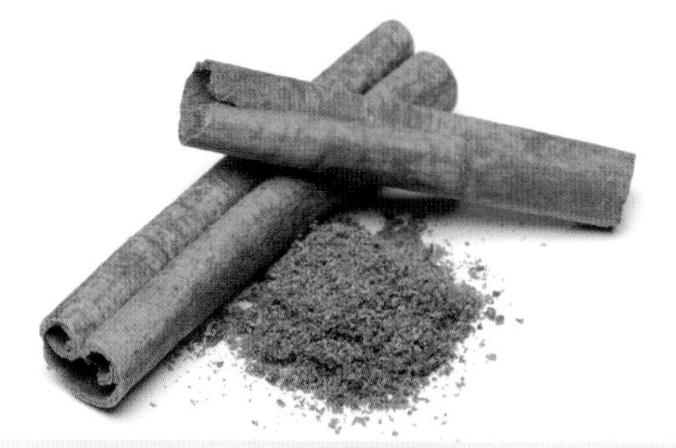

3. Agregar ½ litro de agua y batir 30 segundos más.
4. Filtrar con una bolsa de tela, recolectando la preparación en un recipiente limpio.
5. Ya está lista para consumir.
6. Envasar, tapar bien y conservar en el frigorífico. Se mantiene entre dos y tres días. Agitar antes de servir.

LECHE DE MIJO CON CÚRCUMA

Propiedades

El mijo pelado es un cereal con alto contenido en hierro y deja en el organismo un residuo alcalino. Contiene proteínas de alta calidad, ácido silicílico y lecitina (fundamental para el metabolismo cerebral). Es muy rico cocido y se prepara con tres partes y media de agua por una parte de mijo. Se le agrega una cucharadita de sal marina y se remueve los últimos cinco minutos de cocción para abrir los granos. De este modo se obtiene una crema. Este cereal aporta vitaminas B_1, B_2 y B_9, que ayudan a equilibrar el sistema nervioso, y es fuente de minerales como potasio, sodio, calcio, magnesio, y flúor. Fortalece las uñas, los dientes, el cabello y es muy valioso para la reconstitución cutánea.

Ingredientes (para 1 litro)

¾ de taza de mijo activado (durante ocho horas)
1 litro de agua del grifo, purificada
½ taza de uvas pasas (lavadas y previamente hidratadas durante ocho horas)
1 cucharadita al ras (tamaño café) de cúrcuma
Opcional: zumo de 1 limón exprimido

Preparación

1. Descartar el agua con la que hemos activado el mijo. Lavarlo y colocarlo junto con las uvas pasas (con el agua de su remojo) y la cúrcuma en la batidora con ½ litro de agua purificada.
2. Batir durante 90 segundos.
3. Agregar ½ litro de agua purificada y batir 30 segundos más.
4. Filtrar con una bolsa de tela, recolectando la preparación en un recipiente limpio.
5. Agregar el zumo de un limón si se desea.
6. Ya está lista para consumir.
7. Envasar, tapar bien y conservar en el frigorífico. Se mantiene entre dos o tres días. Agitar antes de servir.

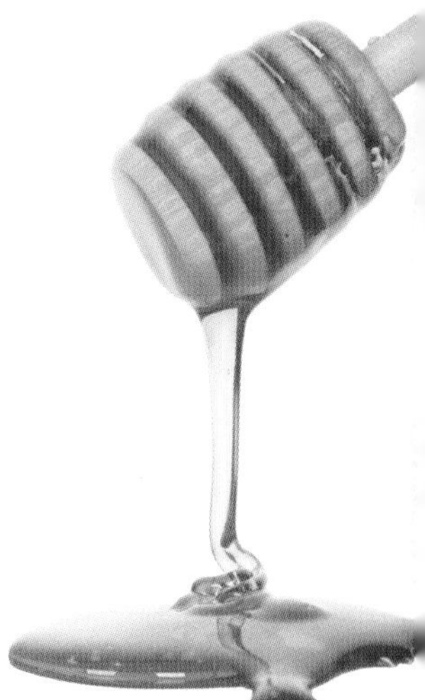

LECHE DE MIJO COMBINADA

Propiedades

A las propiedades del mijo, sumamos las bondades del coco, del jengibre y del limón.

Ingredientes (para 1 litro)

½ taza de mijo crudo activado
½ taza de coco rallado, orgánico
2 rodajas de jengibre peladas y crudas
1 litro de agua del grifo, purificada
½ limón pelado, con su parte blanca
1 cucharada sopera de miel o el endulzante seleccionado
Hielo a elección

Preparación

1. Descartar el agua del remojo de las semillas de mijo. Lavarlas y colocarlas en la batidora junto con el resto de los ingredientes en ½ litro de agua.

2. Batir durante 90 segundos.
3. Completar hasta 1 litro con agua purificada y continuar batiendo durante 30 segundos más.
4. Filtrar con una bolsa de tela, recolectando la preparación en un recipiente limpio.
5. Ya está lista para consumir aunque bien fría está más rica.
6. Envasar, tapar bien y conservar en el frigorífico. Se mantiene entre dos y tres días. Agitar bien antes de servir.

LECHE INDIANA

Propiedades

Aquí sumamos las propiedades de las almendras y del sésamo, que contiene altas cantidades de calcio.

Ingredientes (para 1 litro y medio)

¾ de taza de almendras activadas
3 cucharadas soperas de semillas de sésamo blanco activadas
2 bayas de cardamomo, activadas
3 cucharadas soperas colmadas de coco rallado orgánico (sin azúcar añadido)
¼ cucharadita (tamaño café) de canela orgánica
1 rodaja de jengibre pelado, crudo
1 litro y medio de agua del grifo, purificada
1 cucharada de esencia de vainilla natural
1 cucharada sopera de miel o endulzante seleccionado

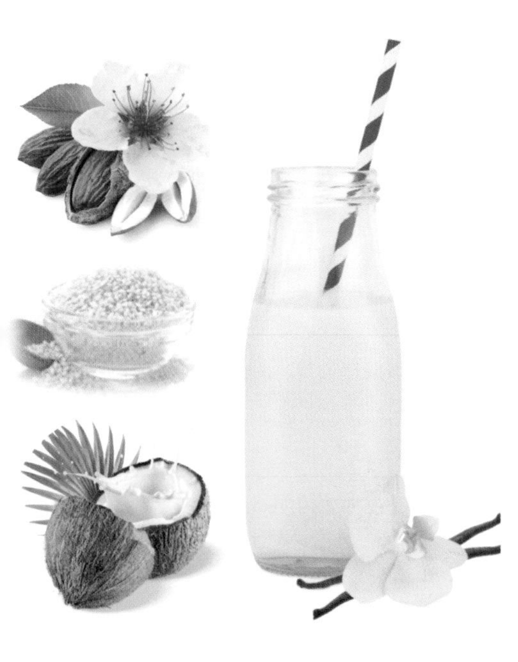

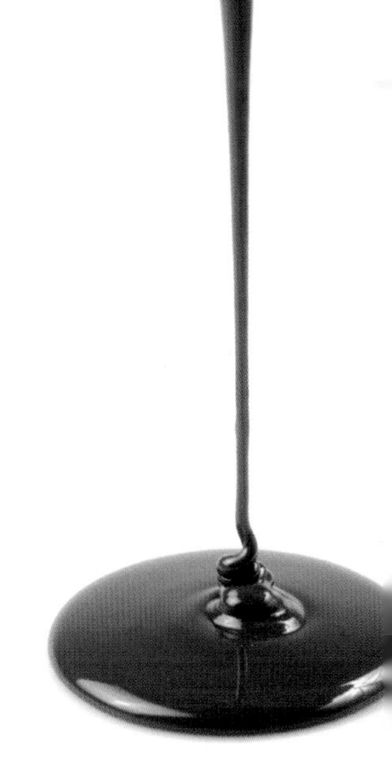

Preparación

1. Descartar el agua en la que hemos activado las almendras, el sésamo y el cardamomo. Lavarlos y colocarlos junto con el resto de los ingredientes en la batidora con 600 ml de agua purificada.
2. Batir durante 90 segundos.
3. Completar hasta un litro y medio con agua purificada y batir 30 segundos más.
4. Filtrar con una bolsa de tela, recolectando la preparación en un recipiente limpio.
5. Ya está lista para consumir.
6. Envasar, tapar bien y conservar en el frigorífico. Se mantiene entre dos y tres días. Agitar antes de servir.

LECHE CHOCOLATEADA

Propiedades

Natural, nutritiva y exquisita.

Ingredientes (para 1 litro)

4 cucharadas soperas de nibs de cacao
4 cucharadas soperas de cacao natural en polvo (sin azúcar)
1 cucharada (tamaño postre) de esencia de vainilla natural
¾ de taza de almendras o de semillas de calabaza activadas (durante doce horas)
¼ de taza de anacardos crudos sin sal
1 pizca de sal marina o rosada
4 cucharadas soperas de azúcar mascabo
½ cucharadita (tamaño café) de canela orgánica
1 litro de agua del grifo, purificada

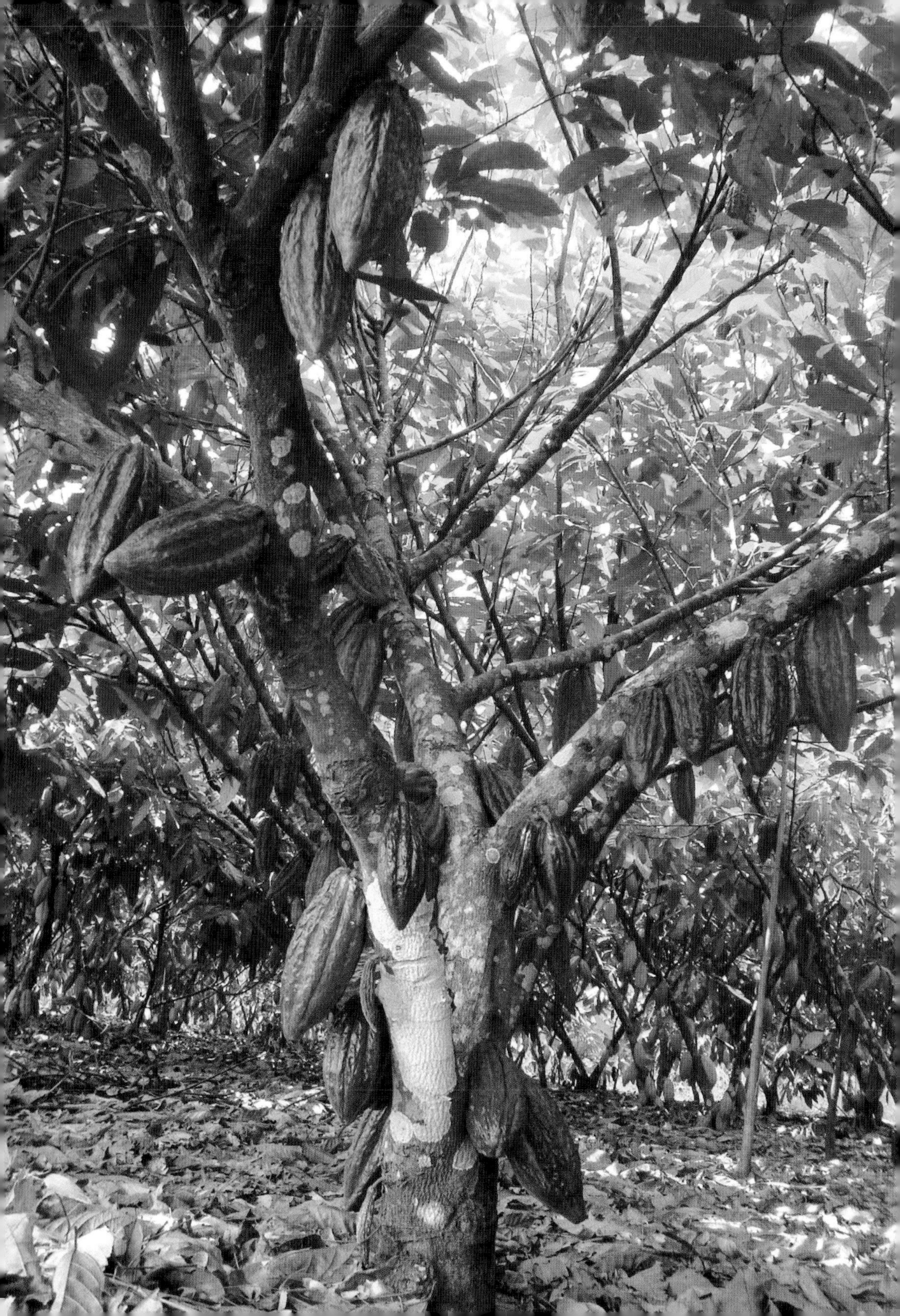

Preparación

1. Descartar el agua del remojo de las almendras o semillas de calabaza y lavarlas bien. Colocarlas en la batidora junto con los nibs de cacao, en 700 ml de agua.
2. Batir durante 90 segundos.
3. Filtrar con una bolsa de tela apretando bien hasta extraer la última gota.
4. Volcar el líquido obtenido nuevamente en la batidora limpia y agregar el cacao en polvo, la vainilla, la sal, el azúcar mascabo, los anacardos y la canela. Completar hasta 1 litro con agua y batir 60 segundos más.
5. La preparación queda lista para servir. Bien fría está riquísima.
6. Envasar, tapar bien y conservar en el frigorífico. Se mantiene entre dos y tres días. Agitar antes de consumir.

LECHE DE COPOS DE AVENA COMBINADA

Propiedades

La avena es un cereal de alto aporte energético. Con hidratos de carbono de lenta absorción, otorga energía durante varias horas después de ser consumida, por eso es útil para deportistas, personas de alto desgaste físico, niños y ancianos. Rica en fibra, favorece la flora intestinal y es efectiva contra el estreñimiento. También resulta eficaz en dietas para adelgazar ya que produce saciedad durante más tiempo. Posee un alto contenido en fósforo, necesario para un buen rendimiento intelectual. Es antioxidante por su alto aporte de vitamina E, que ayuda al fortalecimiento cutáneo y capilar y a mejorar las uñas quebradizas o débiles. Contiene vitamina B_1, que favorece el sistema nervioso. Por su contenido en vitaminas D y PP, ayuda al buen funcionamiento hepático y cardiovascular. Es fuente de minerales como hierro, potasio, magnesio, sodio, cobre y zinc.

Ingredientes (para 1 litro)

6 cucharadas soperas colmadas de copos de avena orgánica
1 litro de agua del grifo, purificada
3 cucharadas soperas de coco rallado orgánico
1 cucharada de esencia natural de vainilla
1 pizca de canela
2 cucharadas de miel o endulzante seleccionado

Preparación

1. Lavar bien los copos de avena. Colocarlos en una olla de acero inoxidable (evitar aluminio o teflón) con medio litro de agua. Llevar a hervor con la olla destapada. Hervir durante 3 minutos removiendo con una cuchara de madera; apagar y dejar entibiar.
2. Colocar la avena tibia en la batidora, completando hasta 1 litro con agua, junto con el coco y la canela. Batir durante 90 segundos.
3. Filtrar con una bolsa de tela, recolectando la preparación en un recipiente limpio. Se obtiene una leche muy cremosa.
4. Agregar la esencia de vainilla y el endulzante seleccionado y mezclar.
5. Ya está lista para consumir.
6. Envasar, tapar bien y conservar en el frigorífico. Se mantiene hasta tres días. Agitar antes de servir.

NOTA: esta leche es ideal para usar como base de batidos y helados por su sabor y textura. En tal caso, prepararla solamente con 6 cucharadas de copos de avena en 1 litro de agua, para darle luego el sabor deseado mezclando con otros ingredientes.

Se recomienda beber todas estas leches (excepto cuando se indique lo contrario) a temperatura ambiente. Enfría o entibia la preparación por debajo de los 45 grados para conservar sus propiedades nutritivas y enzimáticas (ver cómo consumir las preparaciones en la página 24)

BEBÉS

Recetas de leches vegetales para bebés mayores de seis meses

Las leches vegetales son una excelente alternativa nutritiva para los bebés que tienen intolerancia a la lactosa, problemas digestivos asociados a la leche, exceso de mucosidad o alergias. Como también lo son para todos los bebés que comienzan a incorporar nuevos alimentos, sabores y texturas. Las semillas y frutos secos aportan al organismo nutrientes de alta calidad, de fácil digestión y asimilación, además de hidratos de carbono, minerales, proteínas, enzimas, vitaminas y ácidos grasos. Los bebés que toman leches de vaca o maternizadas también pueden encontrar variedad en su menú en estas leches vegetales.

Lactancia

La lactancia materna es la forma ideal de aportar a los niños pequeños los nutrientes que necesitan para un crecimiento y desarrollo saludables. Prácticamente todas las mujeres pueden amamantar, siempre que dispongan de buena información y del apoyo de su familia y del sistema de atención de salud.

La Organización Mundial de la Salud recomienda la lactancia materna exclusiva durante los primeros seis meses, la introducción de alimentos apropiados para la edad y seguros a partir de entonces y el mantenimiento de la lactancia materna hasta los dos años o más.*

* http://www.who.int/topics/breastfeeding/es

Endulzantes saludables para los bebés

Importante: los nutricionistas naturistas recomiendan no usar endulzantes añadidos para los bebés, de modo que acepten los sabores naturales de cada alimento. En caso de utilizarlos, debería ser usada muy poca cantidad. Consulta con el pediatra de tu hijo o con un profesional en nutrición.

Mizuame

El mizuame o miel de arroz moti es un producto de la milenaria cultura gastronómica japonesa, de elaboración tradicional, a partir de arroz moti y una mínima proporción de trigo germinado que aporta las enzimas naturales necesarias para transformar el almidón del arroz moti en carbohidratos naturales que otorgan un sabor único (fuente: Fincaryokai - fincaryokai@gmail.com).

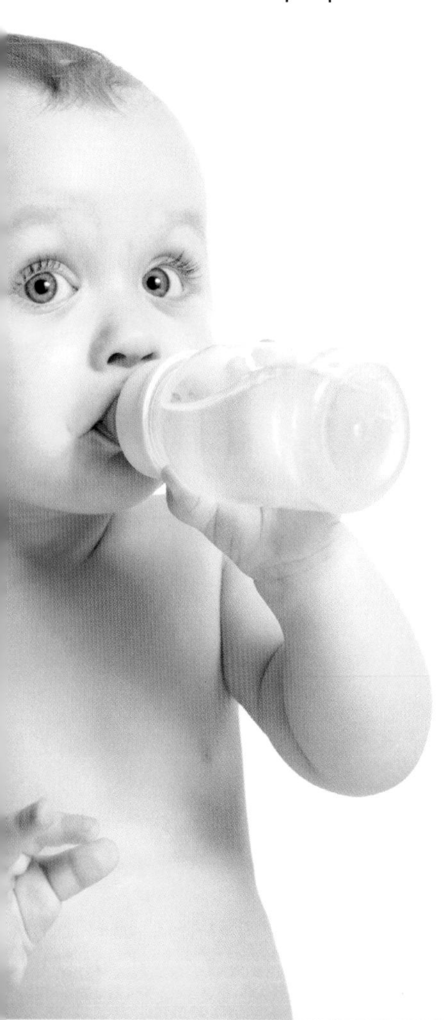

Uvas pasas orgánicas, ciruelas desecadas o dátiles

Bien lavados y remojados por la noche, posteriormente deshuesados si es necesario, funcionan como excelente endulzante natural para agregar a las preparaciones.

Proporción

6 pasas por litro de agua.
1 dátil por litro de agua.

No utilizo azúcar blanco refinado para las recetas, porque carece de toda fuerza viva, vitaminas y minerales. Tampoco uso edulcorantes sintéticos.

Aguas para los bebés

Es importante seleccionar un agua adecuada para realizar los preparados ya que el agua es un ingrediente más y mi recomendación es que lo consultes con el pediatra de tu bebé. En mi experiencia, una muy buena alternativa, y sobre todo práctica, es usar agua del grifo, filtrada con un purificador de buena calidad. Los purificadores de agua reducen los contaminantes orgánicos y químicos. Eliminan el cloro, los THM, las cloraminas, las sustancias orgánicas, el mal gusto y los olores, las impurezas, los sedimentos y los sólidos en suspensión (fuente: www.pura.com.ar).

Como el agua del grifo, clorada, ya ha matado las bacterias en su proceso de purificación, no haría falta hervirla. De todos modos, puedes consultar este detalle con tu profesional de la salud.

En cuanto al uso de agua mineral, es conveniente consultar con el pediatra qué marcas y tipos de aguas son bien toleradas por los bebés, ya que entiendo que algunas contienen minerales que sus pequeños riñones no pueden procesar.

Ante cualquier duda, consulta al pediatra o nutricionista

RECETAS

LECHE DE ALMENDRAS

Para bebés de más de 6 meses

Propiedades

Las almendras son fuente de calcio, magnesio, fósforo, hierro y potasio, ricas en proteínas vegetales y ácido linoleico, así como en vitaminas A y E.

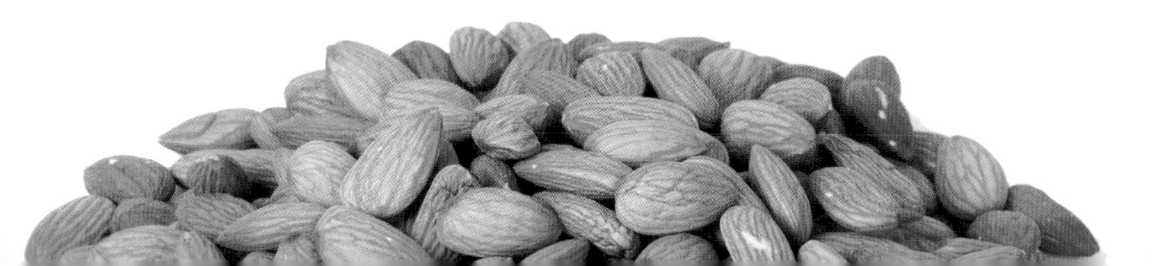

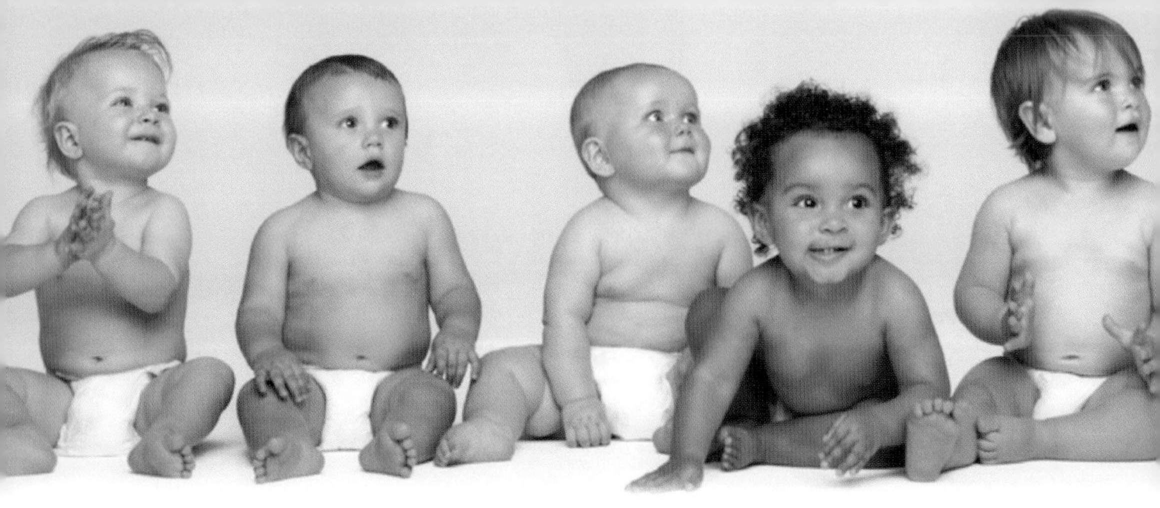

También poseen vitaminas: B_1, B_2, PP, C y D. Contienen arginina, un aminoácido esencial para los niños, zinc, cloro, cobre y azufre.

Importante: La piel de la almendra contiene celulosa, que se descarta en el proceso de activación, enjuague y filtrado con bolsa de tela. Siempre es mejor activar pero, en caso de que nos hayamos olvidado, podemos remojarlas quince minutos y retirar la piel de la almendra fácilmente con la mano.

Ingredientes (800 ml)

30 almendras activadas
800 ml de agua del grifo, purificada
Importante: si nos olvidamos de activar las almendras, dejarlas 15 minutos en remojo en agua purificada y pelarlas a mano, retirando toda la piel

Preparación

1. Descartar el agua en la que hemos activado las almendras. Lavarlas bien y colocarlas en la batidora con 400 ml de agua purificada.
2. Batir durante 60 segundos.
3. Agregar 400 ml de agua purificada y continuar batiendo 20 segundos más.
4. Filtrar la preparación con una bolsa de tela para leches vegetales (apretar bien para extraer las propiedades de la piel de las almendras). Recolectar la preparación en un recipiente limpio.
5. Ya está lista para consumir.
6. Envasar, tapar bien y conservar en el frigorífico. Se mantiene hasta dos días. Agitar antes de servir.

LECHE DE COCO

Para bebés de más de 6 meses

Propiedades

Recomiendo comprar el coco rallado orgánico natural, sin azúcar añadido (hay una gran diferencia en la calidad de la leche que se obtiene cuando el coco está viejo o alterado con procesos como el agregado del azúcar refinado que no alimentan al bebé). El coco es fuente de calcio, fósforo, hierro, potasio y zinc. Aporta fibra y vitaminas A, E, B, B_1, B_2, PP y C. Es antiparasitario y fortalece el sistema inmunitario. Alcalinizante y mineralizante, se recomienda para el buen estado de los huesos, las articulaciones y los músculos. Ideal en época de crecimiento.

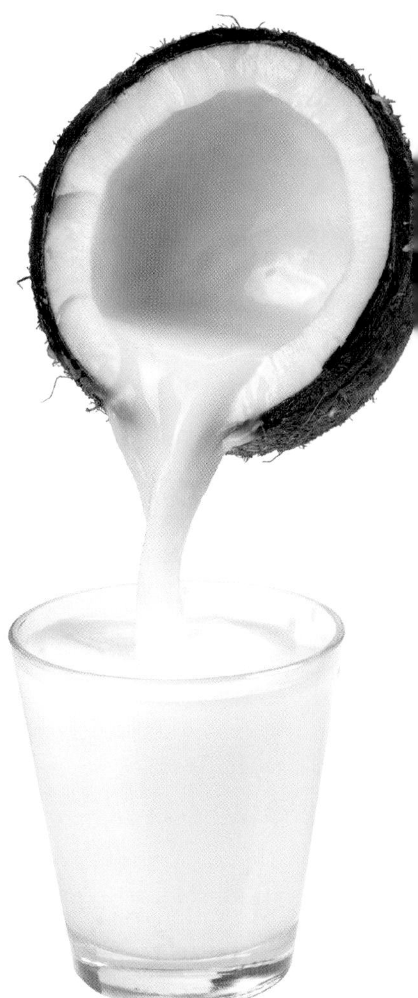

Ingredientes (800 ml)

4 cucharadas soperas colmadas de coco rallado orgánico (sin azúcar añadido), lavado e hidratado durante quince minutos en 200 ml de agua del grifo, purificada
800 ml de agua del grifo, purificada

Preparación

1. Colocar en la batidora el coco con el agua del remojo y añadir hasta 400 ml de agua purificada.
2. Batir durante 60 segundos. Agregar 400 ml de agua y continuar batiendo 20 segundos más.
3. Filtrar con la bolsa de tela para leches vegetales. Recolectar la preparación en un recipiente limpio.
4. Ya está lista para consumir.
5. Envasar, tapar bien y conservar en el frigorífico. Se mantiene hasta dos días. Agitar antes de servir.

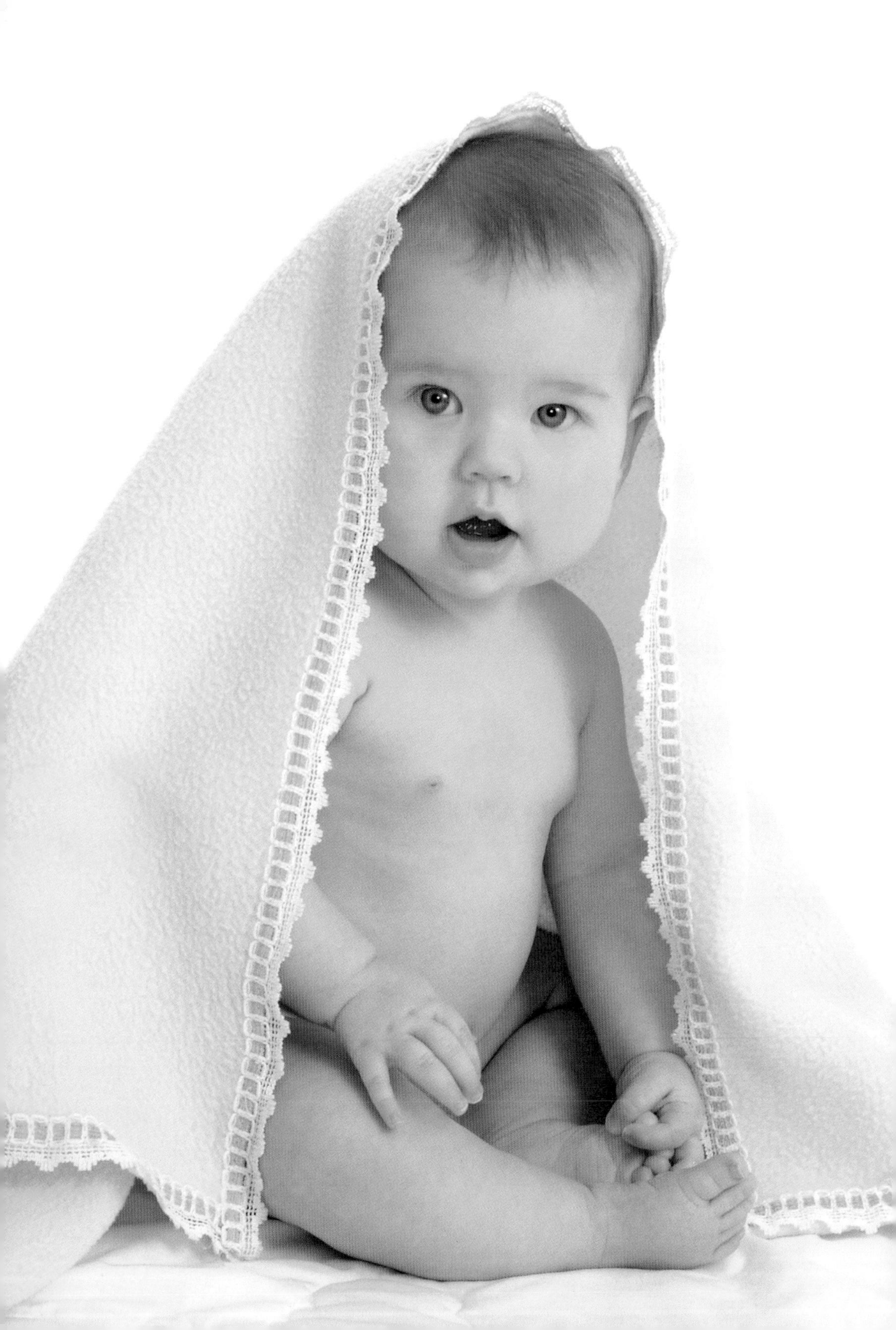

LECHE DE SÉSAMO

Para bebés de más de 6 meses

Propiedades

El sésamo es conocido por ser una extraordinaria fuente de calcio, de concentración superior a la leche de vaca. Ideal para el embarazo y la lactancia. Excelente para prevenir la osteoporosis y desarrollar la formación dental y ósea en los niños. Contiene lecitina, que resulta muy beneficiosa para la buena memoria. Rico en magnesio, fósforo, hierro, potasio, zinc y vitaminas B_1, B_2, B_3, B_6, B_9 y E, es indispensable para el buen funcionamiento del sistema nervioso. Posee ácidos grasos poliinsaturados de la familia omega 3 y omega 6. Favorece la digestión de las grasas y evita la acumulación de sustancias nocivas en las arterias. Entre sus variedades encontramos el sésamo blanco, el negro y el integral, con el que se realiza el gomasio.

Ingredientes (800 ml)

3 cucharadas soperas de semillas de sésamo blanco activadas (durante doce horas)
800 ml de agua del grifo, purificada
1 cucharadita de mizuame (miel de arroz moti)

Preparación

1. Descartar el agua en la que hemos activado las semillas de sésamo. Lavarlas y colocarlas en la batidora con 400 ml de agua.
2. Batir durante 60 segundos. Detener.
3. Agregar 400 ml de agua y batir 20 segundos más.
4. Filtrar con una bolsa de tela, recolectando la preparación en un recipiente limpio.
5. Agregar la miel de arroz moti y remover.
6. Ya está lista para consumir.
7. Envasar, tapar bien y conservar en el frigorífico. Se mantiene hasta dos días. Agitar antes de servir.

LECHE DE NUECES (O PECANAS)

Para bebés de más de 6 meses

Propiedades

Las nueces son una fuente importante de calcio. Poseen fósforo, potasio, ácido fólico y magnesio. Contienen ácido linoleico poliinsaturado y ácido oleico monoinsaturado, que ayudan a prevenir problemas circulatorios y arteriales. Favorecen la circulación de la sangre y la producción de glóbulos rojos. Poseen un alto contenido en proteínas, aminoácidos esenciales como la lecitina y vitamina E, lo que las convierte en un excelente estimulante para el sistema nervioso. Previenen el estreñimiento. Útiles como estimulante cerebral para estudiantes o personas que tengan un intenso trabajo intelectual.

Ingredientes (800 ml)

25/30 nueces activadas
800 ml de agua del grifo, purificada

Preparación

1. Descartar el agua en la que hemos activado las nueces. Lavarlas bien y colocarlas en una batidora con 400 ml de agua.
2. Batir durante 60 segundos.
3. Agregar 400 ml de agua y continuar batiendo 20 segundos más.
4. Filtrar con una bolsa de tela, recolectando la preparación en un recipiente limpio.
5. Ya está lista para consumir.
6. Envasar, tapar bien y conservar en el frigorífico. Se mantiene hasta dos días. Agitar antes de servir.

LECHE DE QUINOA

Para bebés de más de 6 meses

Propiedades

La quinoa es una semilla milenaria, sagrada para los pueblos del Altiplano y de los Andes. Según estudios de la FAO, la variedad amarilla de Marangani posee todos los aminoácidos esenciales; es considerada por lo tanto fuente de proteínas completas. Es rica en fibras, vitaminas B_1, B_2, B_3, ácido fólico, fósforo y calcio. Aporta grasas saludables que facilitan la absorción de vitaminas liposolubles. Es muy rica en hierro y debido a la calidad de sus proteínas realiza un aporte fundamental para las personas vegetarianas y veganas.

La quinoa es una semilla excelente para brotar y realizar agua enzimática o para consumir cocida. Según la ONU, presenta un equilibrio de proteínas y nutrientes muy cercano al ideal del alimento humano.

Ingredientes (600 ml)

3 cucharadas soperas de quinoa orgánica (previamente bien lavada para eliminar la saponina –película protectora que recubre los granos–) y activada (durante ocho horas)

600 ml de agua del grifo, purificada

1 cucharadita (tamaño café) de mizuame (miel de arroz moti)

Preparación

1. Descartar el agua con la que hemos activado la quinoa. Lavarla y colocarla en la batidora con 300 ml de agua.

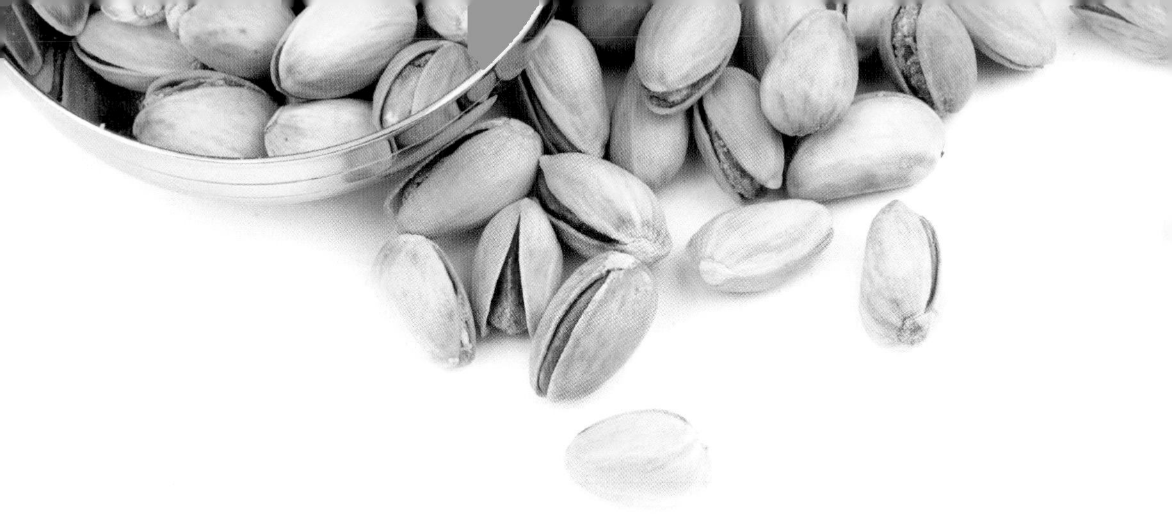

2. Batir durante 60 segundos.
3. Agregar 300 ml de agua y continuar batiendo 20 segundos más.
4. Filtrar con una bolsa de tela para leches vegetales, recolectando la preparación en un recipiente limpio.
5. Agregar el mizuame y remover.
6. Ya está lista para consumir.
7. Envasar, tapar bien y conservar en el frigorífico. Se mantiene hasta dos días. Agitar antes de servir.

LECHE DE PISTACHOS

Para bebés de más de 6 meses

Propiedades

Según la *American Heart Association*, unas cincuenta unidades diarias de pistachos naturales pelados, ayuda a reducir el riesgo de sufrir enfermedades del corazón. Ricos en grasas monoinsaturadas y poliinsaturadas contribuyen a la salud cardiovascular. Poseen vitaminas B_1, B_2 y B_3 y ácido fólico –ideal para la etapa de embarazo–, así como minerales como el potasio y el magnesio (útiles para reducir la presión arterial), calcio y fósforo.

Poseen grasas saludables, esteroles naturales, proteínas y fibra. Cuentan con propiedades afrodisíacas. Su efecto saciante ayuda a controlar el peso y aminora la posibilidad de sufrir obesidad. Favorecen la vista, aportan energía y contribuyen al buen funcionamiento intestinal. La luteína, el gamma-tocoferol y las vitaminas B_2 y E convierten al pistacho en un poderoso antioxidante (www.americanpistachios.es).

Ingredientes (600 ml)

2 cucharadas soperas colmadas de pistachos pelados y crudos, sin sal, previamente lavados e hidratados durante dos horas
600 ml de agua del grifo, purificada

Preparación

1. Descartar el agua en la que hemos hidratado los pistachos y colocarlos en la batidora con 300 ml de agua.
2. Batir durante 60 segundos.
3. Agregar 300 ml de agua y continuar batiendo 20 segundos más.
4. Filtrar con una bolsa de tela, recolectando la preparación en un recipiente limpio.
5. Ya está lista para tomar.
6. Envasar, tapar bien y conservar en el frigorífico. Se mantiene hasta dos días. Agitar antes de servir.

LECHE DE SEMILLAS DE CALABAZA

Para bebés de más de 6 meses

Propiedades

Las semillas de calabaza contienen aminoácidos esenciales. Son fuente de hierro, fósforo y beta-caroteno, por lo que ayudan a mejorar la visión. Contienen también manganeso, calcio, potasio, sodio y zinc. Mejoran el sistema inmunitario y poseen propiedades emolientes,

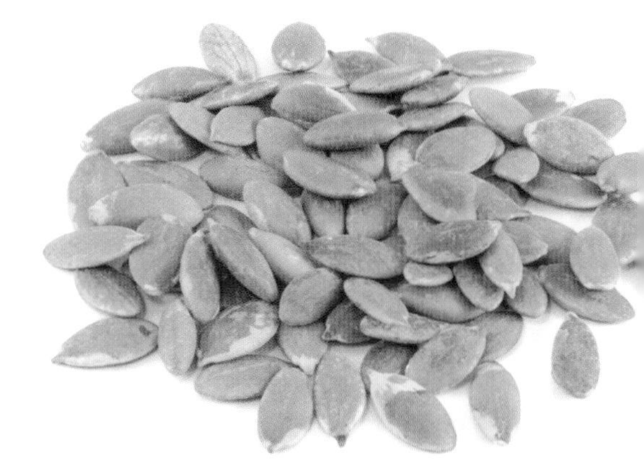

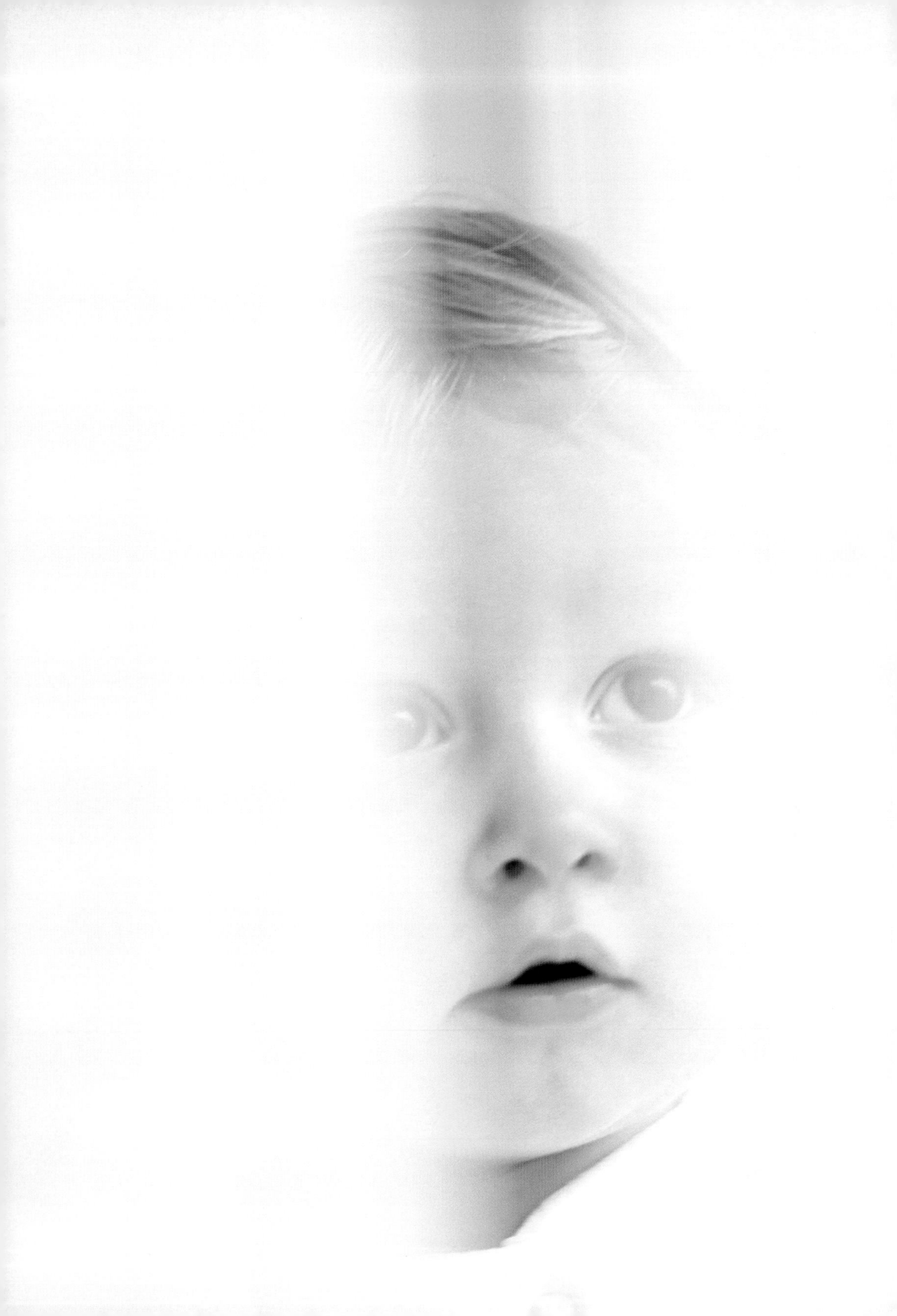

antiinflamatorias y antioxidantes. Son conocidas por sus beneficios a la hora de proteger la próstata y la vejiga. Gracias a su riqueza en ácidos grasos insaturados, son excelentes para el cuidado del corazón y para prevenir el riesgo de enfermedades cardiovasculares. Son también un buen estimulante del páncreas, ayudando por tanto a regular los niveles de azúcar en sangre. Intervienen en el buen funcionamiento intestinal y se utilizan para combatir parásitos intestinales, incluida la tenia (www.natursan.net).

Ingredientes (600 ml)

3 cucharadas soperas de semillas de calabaza activadas
600 ml de agua del grifo, purificada

Preparación

1. Descartar el agua con la que hemos activado las semillas de calabaza. Lavarlas bien y colocarlas en una batidora con 300 ml de agua del grifo, purificada.
2. Batir durante 60 segundos.
3. Agregar 300 ml de agua y continuar batiendo 20 segundos más.
4. Colar con una bolsa de tela, recolectando la preparación en un recipiente limpio.
5. Ya está lista para consumir.
6. Envasar, tapar bien y conservar en el frigorífico. Se mantiene hasta dos días. Agitar antes de servir.

LECHE DE ALMENDRAS Y COCO

Para bebés de más de 6 meses

Propiedades

En esta leche sumamos los beneficios de las almendras y del coco e incorporamos un nuevo sabor exquisito. Es mejor que el bebé pruebe primero las

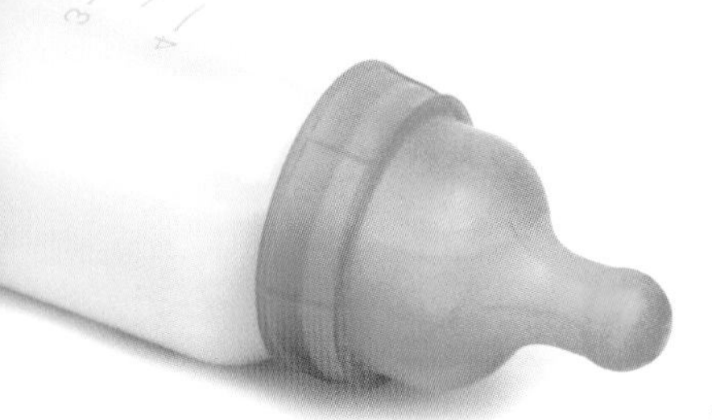

leches por separado y una vez que haya tolerado bien ambos ingredientes, se le ofrezca la mezcla.

Ingredientes (800 ml)

20 almendras activadas

IMPORTANTE: Si nos olvidamos de activar las almendras, dejarlas 15 minutos en remojo en agua purificada y pelarlas a mano, retirando toda la piel

2 cucharadas soperas colmadas de coco rallado orgánico sin azúcar añadido

800 ml de agua del grifo, purificada

Opcional:

1 gota de esencia de vainilla natural

1 cucharadita de mizuame o endulzante seleccionado

Preparación

1. Descartar el agua con la que activamos las almendras. Lavarlas bien y colocarlas en la batidora con 400 ml de agua. Añadir el coco rallado orgánico.
2. Batir durante 60 segundos.
3. Agregar 400 ml de agua y continuar batiendo 20 segundos más.
4. Filtrar con una bolsa de tela, recolectando la preparación en un recipiente limpio.
5. Opcional: agregar la gota de esencia de vainilla, la cucharadita de mizuame (miel de arroz moti) y remover. La preparación ya está lista para consumir.
6. Envasar, tapar bien y conservar en el frigorífico. Se mantiene hasta dos días. Agitar antes de servir.

LECHE COMBINADA RICA EN CALCIO

Para bebés de más de 6 meses

Propiedades

Esta leche une los beneficios del sésamo y el coco. Es mejor que el bebé pruebe primero las leches por separado y una vez que haya tolerado bien ambos ingredientes, se le ofrezca la mezcla.

Ingredientes (800 ml)

2 cucharadas soperas de semillas de sésamo blanco, activadas
3 cucharadas soperas de coco rallado orgánico sin azúcar añadido
800 ml de agua del grifo, purificada
1 cucharadita de mizuame (miel de arroz moti)
1 gotita de esencia de vainilla natural

Preparación

1. Descartar el agua en la que hemos activado las semillas de sésamo blanco. Lavarlas bien y colocarlas en la batidora con 400 ml de agua. Añadir el coco rallado.
2. Batir durante 60 segundos.
3. Agregar 400 ml de agua y continuar batiendo 20 segundos más.
4. Filtrar con una bolsa de tela, recolectando la preparación en un recipiente limpio.
5. Agregar la gota de vainilla, la cucharadita de mizuame (miel de arroz moti) y remover. La preparación ya está lista para consumir.
6. Envasar, tapar bien y conservar en el frigorífico. Se mantiene hasta dos días. Agitar antes de servir.

LECHE COMBINADA RICA EN HIERRO

Para bebés de más de 6 meses

Propiedades

Por su alto contenido en vitamina E, las avellanas presentan propiedades antioxidantes que ayudan a mantener la integridad de la membrana celular y a proteger al sistema inmune, al sistema nervioso y al sistema cardiovascular. Son fuente de energía y ayudan a regular la temperatura corporal. Contienen ácidos grasos esenciales. Aportan minerales como magnesio, calcio, fósforo, hierro, potasio y zinc, además de fibra y vitaminas B_1,B_6 y B_9 (o ácido fólico). Son fuente de ácidos grasos, hidratos de carbono y proteínas (www.saludybuenosalimentos.es).

Ingredientes (800 ml)

35 avellanas previamente lavadas y activadas (8 horas en agua purificada)
2 cucharadas soperas de coco rallado orgánico, sin azúcar añadido
800 ml de agua del grifo, purificada
1 cucharadita de mizuame (miel de arroz moti) o endulzante seleccionado

Preparación

1. Descartar el agua en la que hemos activado las avellanas. Lavarlas bien y colocarlas en una batidora con 400 ml de agua, junto con el coco rallado.
2. Batir durante 60 segundos.
3. Agregar 400 ml de agua y continuar batiendo 30 segundos más.
4. Filtrar con una bolsa de tela, recolectando la preparación en un recipiente limpio.
5. Agregar la cucharadita de mizuame (miel de arroz moti) y remover. La preparación ya está lista para consumir.
6. Envasar, tapar bien y conservar en el frigorífico. Se mantiene hasta dos días. Agitar antes de servir.

LECHE DE LINAZA Y CIRUELAS

Con propiedades antiestreñimiento

Para bebés de más de 6 meses

Ingredientes (800 ml)

½ taza de linaza activada
4 ciruelas deshidratadas, previamente lavadas e hidratadas durante ocho horas (retirar los huesos)
1 cucharadita de mizuame (miel de arroz moti)
800 ml de agua del grifo, purificada

Preparación

1. Colocar en la batidora las ciruelas con el agua de su remojo, junto con la linaza, (con el agua de su remojo, que se ha transformado en mucílago). Completar hasta 500 ml con agua purificada.
2. Batir durante 60 segundos.
3. Añadir 300 ml de agua purificada y continuar batiendo 30 segundos más.
4. Filtrar con una bolsa de tela, recolectando la preparación en un recipiente limpio.
5. Ya está lista para consumir.
6. Envasar, tapar bien y conservar en el frigorífico. Se mantiene hasta dos días. Agitar antes de servir.

Nota: se recomienda beber a temperatura ambiente o fría. Esta leche no se puede ni entibiar ya que se saturan los ácidos grasos de la linaza.

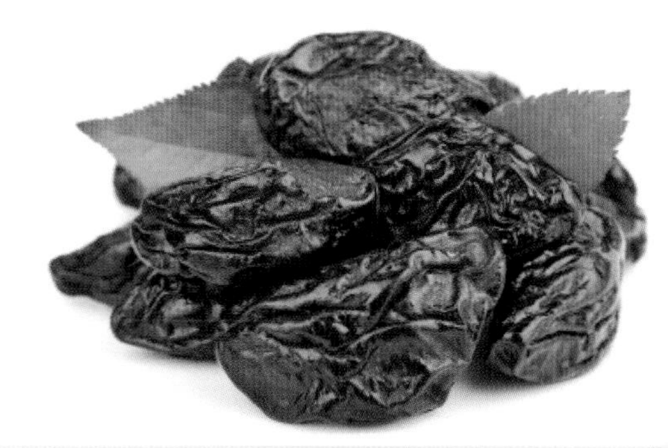

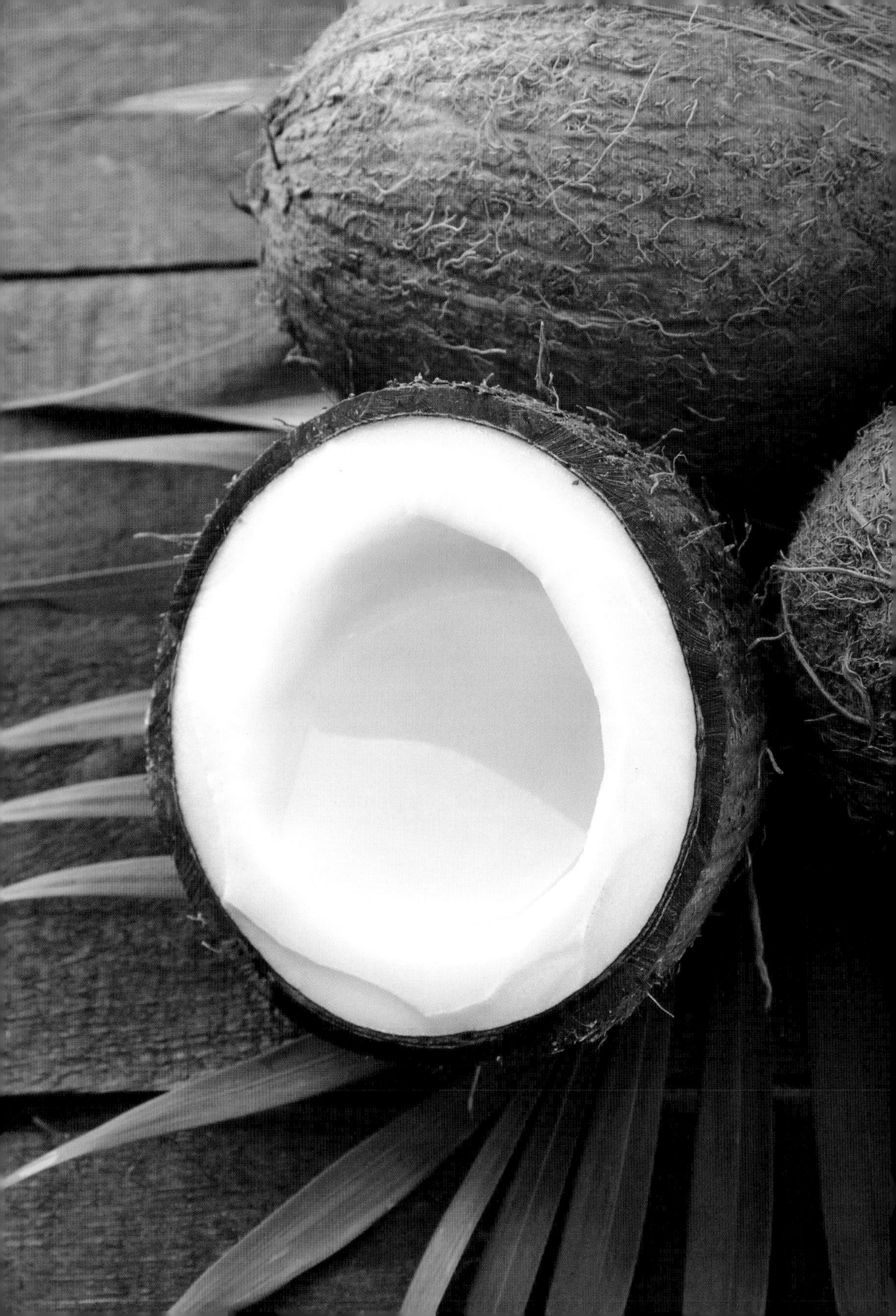

LECHE DE SEMILLAS DE CALABAZA, COCO Y SEMILLAS DE MELÓN

Con propiedades desparasitantes

Para bebés de más de 6 meses

Ingredientes (800 ml)

3 cucharadas soperas de semillas de calabaza activadas
1 cucharada sopera de semillas de melón o sandía, activadas
(con la placenta que acompaña la semilla)
2 cucharadas de coco rallado orgánico, sin azúcar añadido
1 gota de esencia de vainilla natural
1 cucharadita de mizuame (miel de arroz moti)
800 ml de agua filtrada

Preparación

1. Descartar el agua en la que hemos activado las semillas. Lavarlas y colocarlas en la batidora en 500 ml de agua purificada, añadiendo el coco rallado.
2. Batir durante 60 segundos.
3. Agregar 300 ml de agua purificada y continuar batiendo 20 segundos más.
4. Filtrar con una bolsa de tela, recolectando la preparación en un recipiente limpio.
5. Agregar la gota de vainilla y la cucharadita de mizuame (miel de arroz) y remover. La preparación ya está lista para consumir.
6. Envasar, tapar bien y conservar en el frigorífico. Se mantiene hasta dos días. Agitar antes de servir.

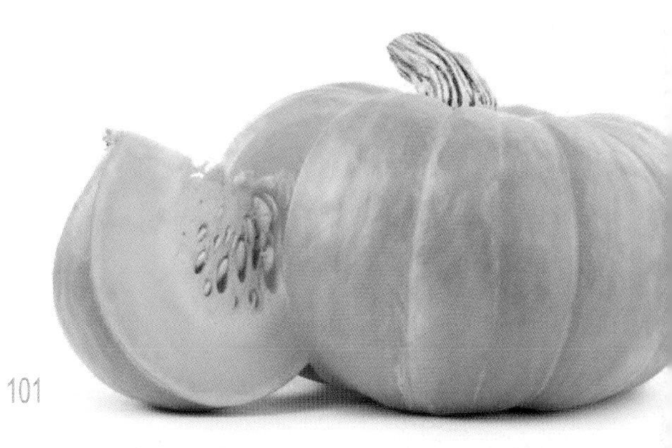

LECHE DE COPOS DE AVENA

Para bebés de más de 6 meses

Propiedades

La avena es un cereal de alto aporte energético. Con hidratos de carbono de lenta absorción, otorga energía durante varias horas tras ser consumida, por eso es muy buena para los niños. Rica en fibra, favorece la flora intestinal y es efectiva contra el estreñimiento. Posee un alto contenido en fósforo, útil para un buen rendimiento intelectual. Aporta vitamina E, que ayuda al fortalecimiento cutáneo y capilar, y vitamina B_1 que favorece el sistema nervioso. Por su contenido en vitaminas D y PP, ayuda al buen funcionamiento hepático. Es fuente de minerales como hierro, potasio, magnesio, sodio, cobre y zinc.

Ingredientes (800 ml)

5 cucharadas soperas de copos de avena orgánica
800 ml de agua del grifo, purificada
2 gotas de esencia natural de vainilla
1 cucharadita de mizuame (miel de arroz moti)

Preparación

1. Lavar bien los copos de avena. Colocarlos en un cazo u olla de acero inoxidable (evitar aluminio o teflón) con 400 ml de agua del grifo, purificada. Llevar a hervor con el recipiente destapado. Hervir durante 3 minutos removiendo con una cuchara de madera. Dejar entibiar (incluir unos cubitos de hielo acelerará el proceso).
2. Colocar los copos de avena tibia en la batidora, completando hasta los 800 ml con agua purificada y batir 90 segundos.
3. Filtrar con una bolsa de tela, recolectando la preparación en un recipiente limpio (se obtiene una leche muy cremosa).
4. Agregar la vainilla y la miel de arroz. Remover.
5. La preparación ya está lista para consumir.
6. Envasar, tapar bien y conservar en el frigorífico. Se mantiene hasta dos días. Agitar antes de servir.

LECHE DE CEREALES INTEGRALES (KOKKOH)

(Método macrobiótico)

Para bebés de más de 6 meses

Ingredientes (para 1 litro y medio)

(Sumando todos los cereales crudos, obtendremos la cantidad de una taza)

6 cucharadas soperas de arroz integral yamaní orgánico

3,5 cucharadas soperas colmadas de arroz moti integral (si no hay, se puede reemplazar por arroz yamaní orgánico)

1,5 cucharadas soperas colmadas de mijo. Puede ser también cebada perlada, que es muy nutritiva, pero hay que tener en cuenta que contiene gluten

2 cm de alga kombu

Mizuame (miel de arroz moti) para endulzar

8 o 9 tazas de agua del grifo, purificada

NOTA: la cebada perlada y la avena son cereales con excelentes propiedades nutricionales pero hay que tener en cuenta que contienen gluten. La leche de cereales puede hacerse 100% con arroz yamaní y cereales sin gluten.

Preparación

1. Colocar en una taza tipo jarro 6 cucharadas soperas colmadas de arroz yamaní y 3,5 cucharadas soperas colmadas de arroz moti integral (el arroz moti le otorgará un sabor dulce y mayor aporte de calorías a la preparación final; sin embargo, si no se consigue, se puede reemplazar por la misma cantidad de arroz yamaní). Añadir 1,5 cucharadas soperas colmadas de mijo o cebada perlada.
2. Lavar bien los cereales y dejarlos doce horas en remojo en cuatro tazas de agua del grifo, purificada.
3. Al día siguiente o tras doce horas, poner los cereales junto con el agua del remojo en una olla grande de hierro o de acero inoxidable (evitar

aluminio y teflón) y agregar 4 o 5 tazas de agua. La proporción para cocinar la leche es 1 taza de cereales por 8 o 9 de agua.

4. Agregar 2 cm de alga kombu previamente lavada (aporta minerales y no cambia el sabor de la preparación).
5. Poner a fuego máximo con la olla tapada; una vez que rompa el hervor, colocar un difusor de calor y 1 minuto después bajar el fuego al mínimo. Es preferible que sea el fuego más pequeño de la cocina.
6. Cocinar 1 hora y media, aproximadamente con llama mínima. Apagar y mantener la olla tapada hasta que la preparación se entibie.
7. Retirar el alga. Con un cucharón ir colocando la preparación en una bolsa de tela para hacer el filtrado. Recolectar la leche obtenida en un recipiente limpio. Extraer todo el líquido.
8. Endulzar con 1 cucharada de mizuame. Remover. La preparación ya está lista para consumir.
9. Guardar en un recipiente limpio, bien tapado (puede ser un contenedor plástico de buena calidad, de esos que extraen el aire al taparlos, siempre que se guarde la preparación fría o tibia). Conservar en la nevera. Se mantiene dos días. Hay que remover o agitar antes de servir.

Nota: se recomienda beber todas estas leches a temperatura ambiente (excepto las que indican lo contrario), fría o tibia por debajo de los 45 grados para conservar sus propiedades nutritivas y enzimáticas (ver cómo consumir las preparaciones en la página 24).

Propiedades del arroz integral

Se trata de un cereal muy completo y de fácil digestión. Posee azúcares naturales de absorción lenta, lo que lo convierte en un combustible excelente ya que aporta energía durante varias horas tras ser ingerido. Cuando se consume en forma periódica, este cereal genera gran disponibilidad de energía por su alto contenido en hidratos de carbono y fortalece el sistema inmunitario. El germen de arroz integral contiene fitina (ácido fético), que elimina las toxinas del organismo, detectando qué órganos de nuestro cuerpo necesitan ser limpiados.

Contiene vitaminas del complejo B, beneficioso para el sistema nervioso y el cerebro, y está indicado contra las alergias. La crema de arroz yamaní es utilizada para la recuperación rápida y efectiva en casos de gripes, resfriados y debilidad física. Es muy recomendado en dietas para adelgazar ya que genera saciedad durante más tiempo y contiene muy poca grasa vegetal, siendo además de alta calidad. El arroz integral aporta proteínas, hidratos de carbono y minerales como potasio, fósforo, calcio, hierro y magnesio. La variedad de arroz yamaní mantiene un completo equilibrio proteico-vitamínico-mineral y contiene aminoácidos esenciales para el cuerpo humano.

Se comprobó científicamente que su nivel de acidez-alcalinidad, o pH, es de 7. El «equilibrio perfecto» según los japoneses, quienes aseguran también que el arroz es el grano perfecto en cuanto al equilibro yin-yang. Su gran aporte de fibra ayuda a regular el funcionamiento intestinal y a reducir los niveles de colesterol, entre muchos otros beneficios.

Propiedades de la cebada

La cebada perlada es rica en calcio, fósforo y potasio. Fácil de digerir, resulta fundamental en casos de desmineralización y útil para la formación de células nerviosas. Algunos le llaman el cereal del crecimiento por su poder de calcificación. Contiene gluten.

Capítulo 3

BROTES, GERMINADOS Y WHEATGRASS

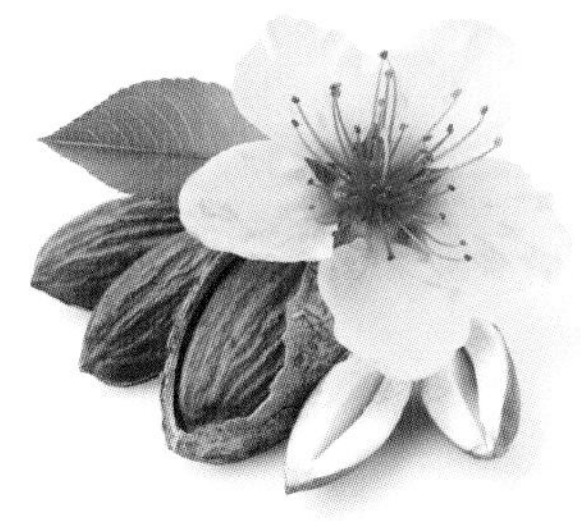

BROTAR Y GERMINAR

La germinación no solo tiene múltiples beneficios para nuestro organismo, también es un proceso muy fácil y divertido que puede realizar cualquier integrante de la familia. A los niños les encanta esta tarea.

¿Recuerdas las semillas que nos enseñaban a germinar en el colegio? Esto es parecido, solo que más fácil y con mucho más significado vital y práctico.

¿Para qué sirve germinar las semillas?

Las semillas germinadas aportan un altísimo valor nutritivo para nuestro organismo. Son parte de una alimentación viva, natural, poseen una gran eficiencia metabólica y aportan vitalidad y energía. Al brotar las semillas o granos, obtendremos nutritivas sustancias de alto valor alimenticio y energético. Los brotes están llenos de luz ya que se transforman en una pequeña planta, son proteicos, contienen un alto porcentaje de agua y aumentan muchísimo su volumen al germinar. Su contenido vitamínico se potencia (con vitaminas B, E y D) y se sintetiza vitamina C como consecuencia del brotado. La explosión enzimática nos permite aprovechar al máximo las vitaminas. Los brotes son mucho más fáciles de asimilar porque se convierten en alimentos predigeridos. Alcalinizan y nutren nuestro cuerpo (www.prama.com).

Importante antes de germinar

1. **Agua**: usar agua de buena calidad. Si queremos agregar energía fotónica al agua, basta con dejarla un día entero al sol, dentro de un recipiente de vidrio tapado con un tul y una banda elástica para que el agua respire y no entren insectos.
2. **Higiene**: es clave mantener la higiene durante todo el proceso evitando usar detergentes químicos en la limpieza. Emplearemos jabón blanco neutro y enjuagaremos bien con agua tibia. Hay que tener en cuenta que durante el proceso trabajaremos con organismos vivos muy sensibles a la calidad del agua, la temperatura y la humedad.
3. **Ventilación**: es fundamental asegurar una buena ventilación, especialmente en los lugares de climas húmedos. Si por falta de ella se formaran hongos, hay que descartar todo el cultivo e iniciar el proceso nuevamente.

¿Cómo germinar?

En este proceso comenzaremos activando las semillas para seguir con el germinado. A continuación detallo paso a paso una de las técnicas para germinar:

1. Hay que lavar bien las semillas. Tener en cuenta que una vez germinadas aumentan su volumen en forma considerable.

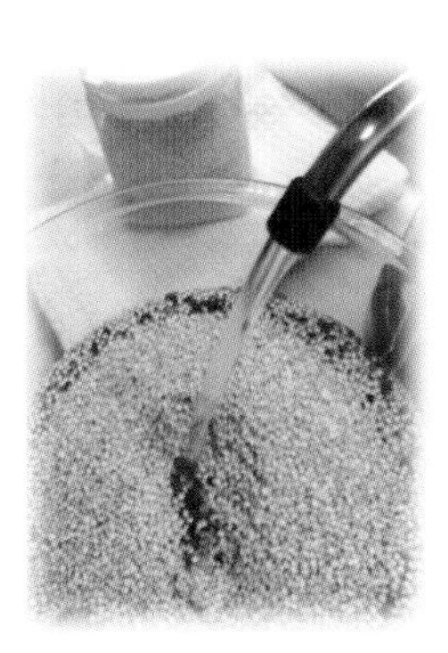

2. Remojarlas en agua de buena calidad, las horas que correspondan a la activación.

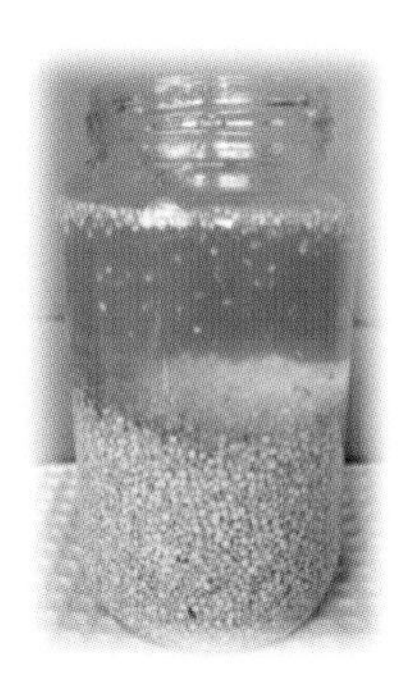

3. Al finalizar el tiempo de remojo (activación), volcar todo en una bolsa de tela para brotes y germinados. Remojar un par de veces la bolsa, para lavar las semillas.

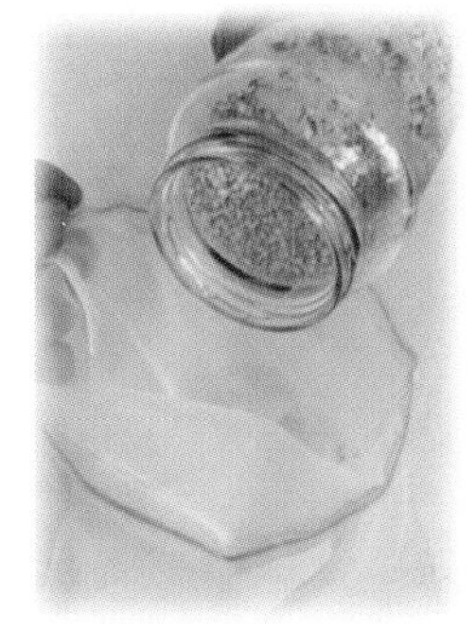

4. Colgar la bolsa en un lugar fresco (20-22 grados), con buena ventilación, alejada de la luz del sol.

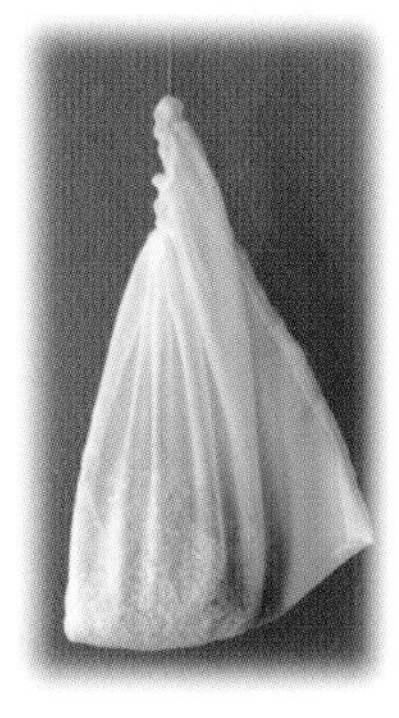

5. Sumergir la bolsa con las semillas en agua de buena calidad entre dos y tres veces por día (cada vez que al tocarla esté seca).

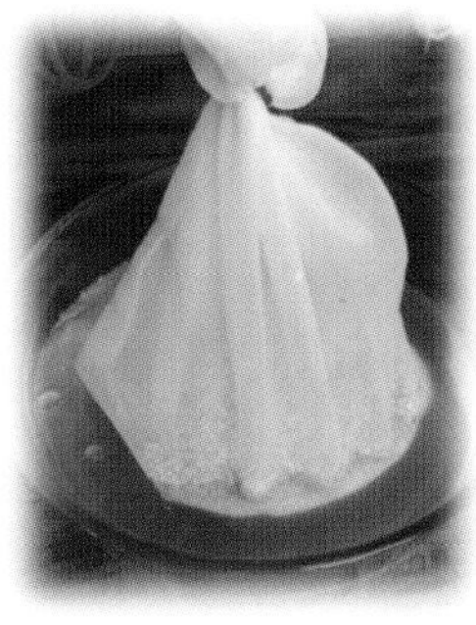

6. Después de entre dos y cinco días tendremos listos los brotes, dependiendo de cada especie.

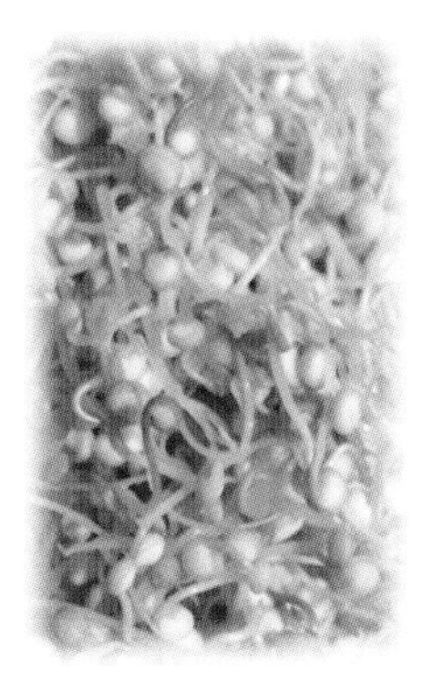

En la tabla siguiente se detallan los tiempos de activación y germinación de las diferentes semillas.

Referencia de activación y germinado de semillas

Semilla	ACTIVADO: cantidad de horas de remojo previo a la germinación	GERMINADO: cantidad de remojos por día en la bolsa de germinados	Cantidad de días de desarrollo para usar el brote
Judías Aduki	12	3-4	4-5
Alfalfa	4-6	2-3	4-6
Amaranto	4-8	2-3	3-5
Centeno	12	2-3	2-3
Chía	4	2-3	7
Fenogreco	4-6	2	3-6
Girasol	4-6	2	2-4
Lentejas	12	2-3	3-4
Judías Mung	12	3-4	3-6
Quinoa	6-8	2	2-3
Trigo	10	2 días + riego en tierra	2+7
Berro	6	2	7-8
Linaza	4-5	4-5	2
Mostaza	6	2-3	3-4
Mijo	8	2-3	2-4

Algunos usos que podemos dar a los germinados

Podemos usar los germinados que obtengamos para hacer rejuvelac (agua enzimática) o para incluir en batidos energéticos. También se pueden consumir solos o en ensaladas o utilizarlos para hacer salsas y aderezos, sin cocción.

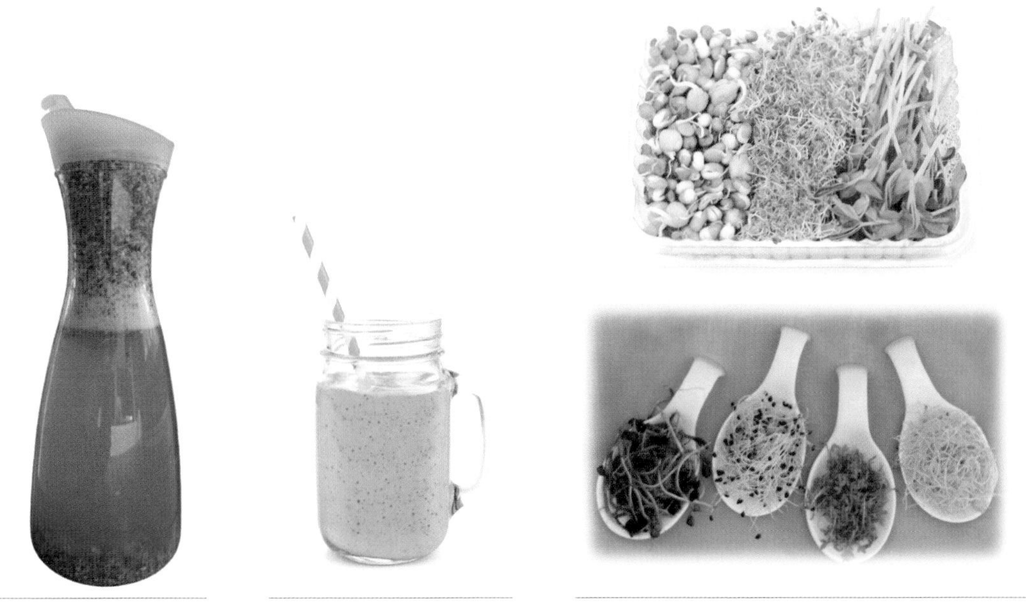

Rejuvelac o agua enzimática (ver la receta en capítulo 5)

Incluir en batidos

Ensaladas, cremas *raw*, comer solos, etc.

WHEATGRASS (HIERBA DE TRIGO) PARA HACER ZUMO DE CLOROFILA

¿Qué es el wheatgrass?

Se conoce como wheatgrass la planta que surge de la germinación y crecimiento de las semillas de trigo, de avena, de cebada o de trigo sarraceno. El proceso lleva entre siete y diez días y en este caso necesitamos tierra para que se desarrolle. Al final, obtendremos una hierba de 10/12 cm de alto, con elevada concentración de clorofila, con un alto poder regenerador, oxigenante y depurativo.

Propiedades

El wheatgrass orgánico es realmente muy nutritivo. Es una excelente fuente de proteínas, calcio, hierro, magnesio, fósforo, potasio, sodio, azufre, cobalto y zinc, entre otros.

Contiene la mayoría de las vitaminas y minerales necesarios para el cuerpo humano. El alto contenido en magnesio presente en la clorofila provee de enzimas benéficas al organismo. El almidón de la semilla de trigo es energía almacenada que cuando se convierte en azúcares simples se transforma en una fuente rápida de energía que se asimila en tan solo veinte minutos (www.luzvida.com).

¿Dónde comprar las semillas?

La bolsa de semillas de trigo orgánico se puede conseguir por internet, en tiendas naturistas, solicitarla a un proveedor del barrio, etc., al igual que las otras variedades de semillas antes mencionadas.

Elementos que vamos a utilizar para la hierba de trigo

1 taza de semillas de trigo, orgánicas
1 frasco o vasija para activar semillas
1 bolsa de tela para germinar las semillas de trigo
1 maceta, recipiente o contenedor de plástico o de vidrio, de 3 o 4 cm de altura
Tierra de buena calidad o compost
Licuadora o robot de cocina para hacer zumo de clorofila

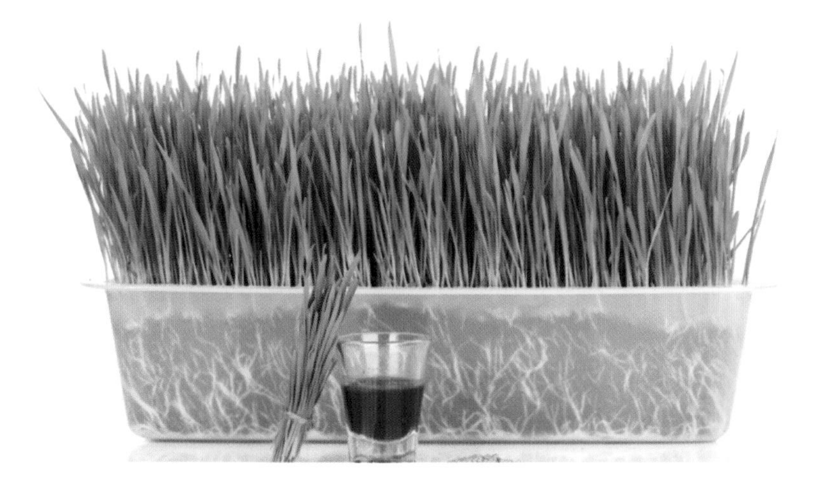

¿Cómo cultivar el wheatgrass?

1. Lavar 1 taza de semillas de trigo orgánico y dejarlas en remojo durante diez horas (activación).

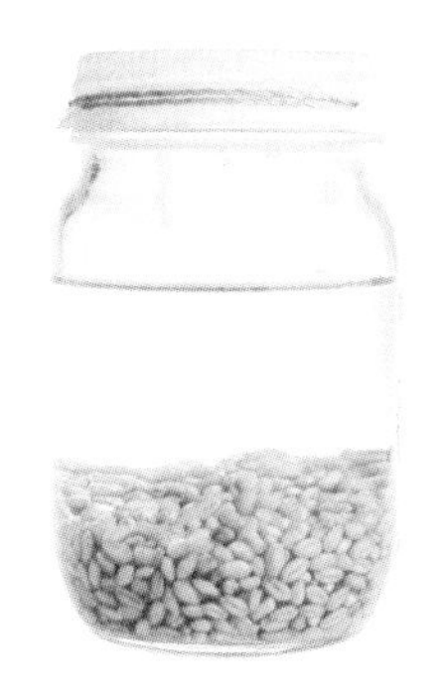

2. Pasado este tiempo, colocar las semillas en una bolsa de tela para germinados. Llenar un recipiente con agua purificada y sumergir la bolsa con las semillas que están dentro, para lavarlas.

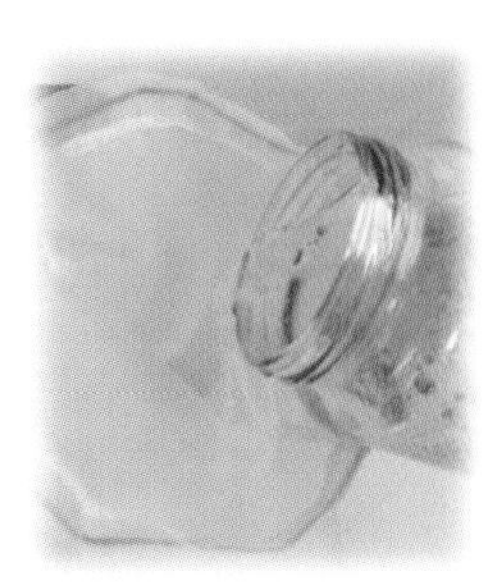

3. Colgar la bolsa en un lugar fresco y seco (20-22 grados) y remojar dos o tres veces al día durante dos días, hasta que las semillas comiencen a germinar.

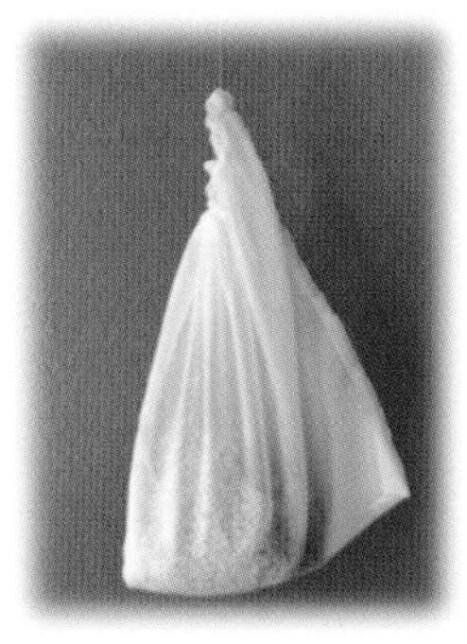

4. Cuando aparecen los brotes, las semillas están listas para colocar en la tierra.

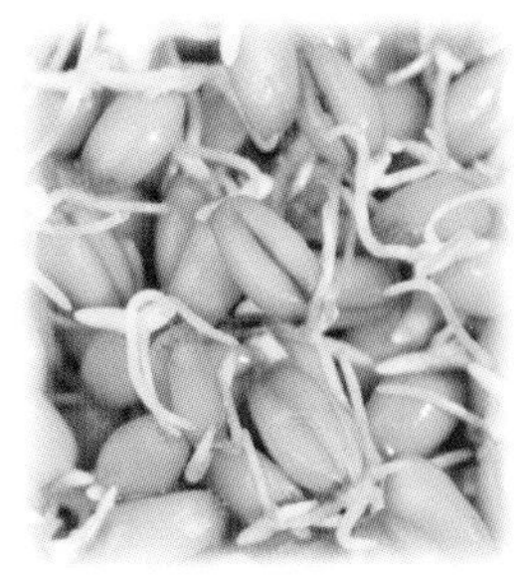

5. Llenar el recipiente con 3 o 4 cm de tierra fértil o compost.

6. Extender las semillas brotadas por la superficie de manera uniforme.

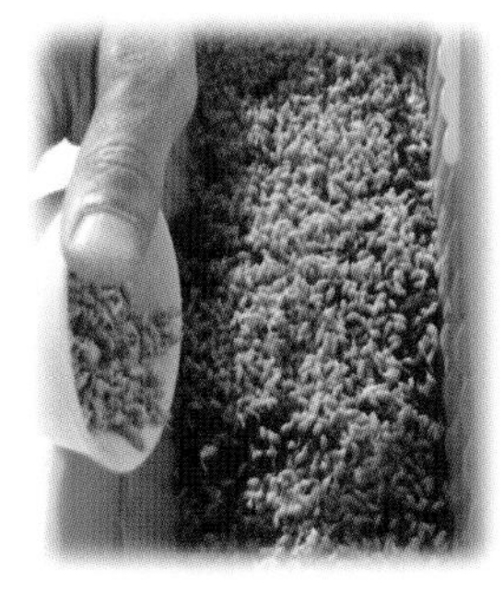

7. Cubrir por encima de las semillas con una delgada capa de tierra.

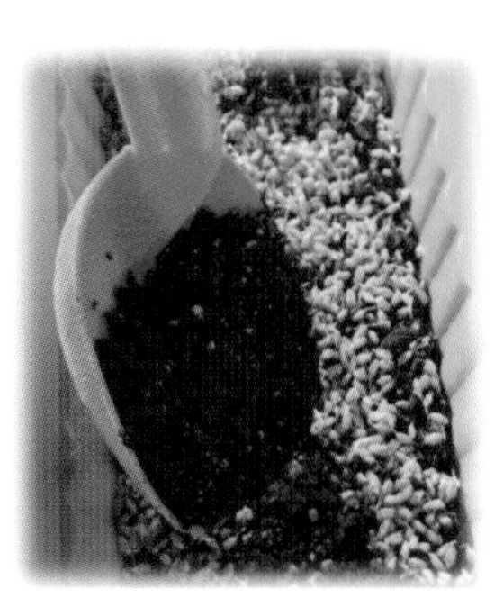

8. Regar la tierra sin encharcar, con rociador o regadera.

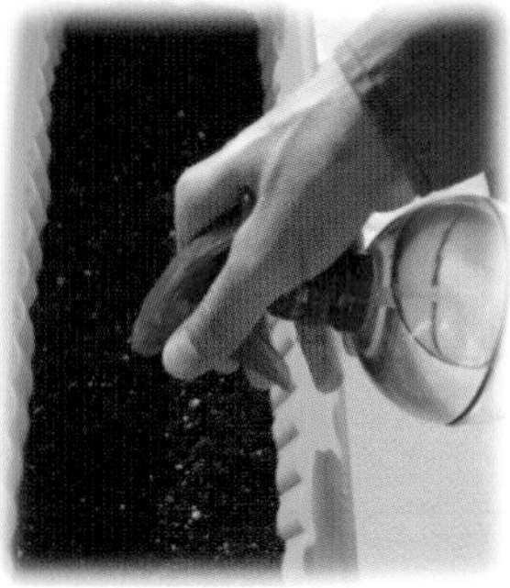

9. Dejar la bandeja, durante tres días, donde no le dé la luz (a la sombra total o bien cubrirla con un papel o un cartón). Regar todas las mañanas, manteniendo húmeda la tierra, sin encharcar.

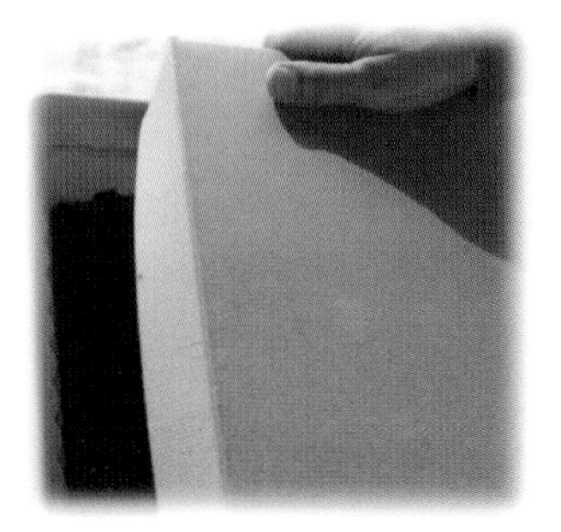

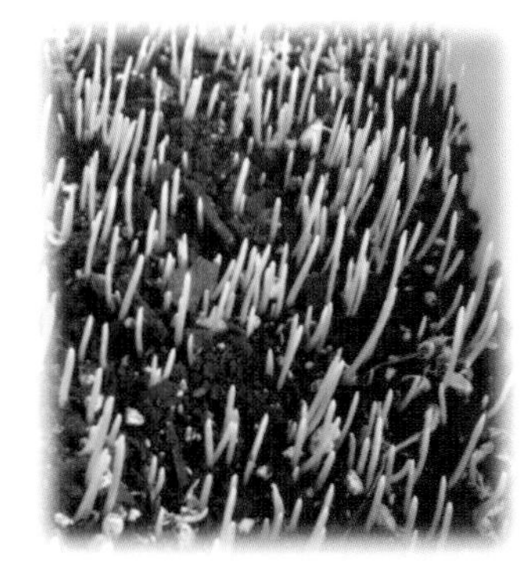

10. Tras los tres días iniciales, dejar que los brotes reciban luz indirecta o el primer sol de la mañana (la luz del sol directa puede dañar los brotes). Continuar el proceso tres o cuatro días más.

11. Con los brotes ya crecidos, una segunda brizna empezará a salir del primer brote, que habrá alcanzado entre 10 y 12 cm. Esto indica que la hierba ya está lista para cosecharse. Será entre los días octavo y décimo.

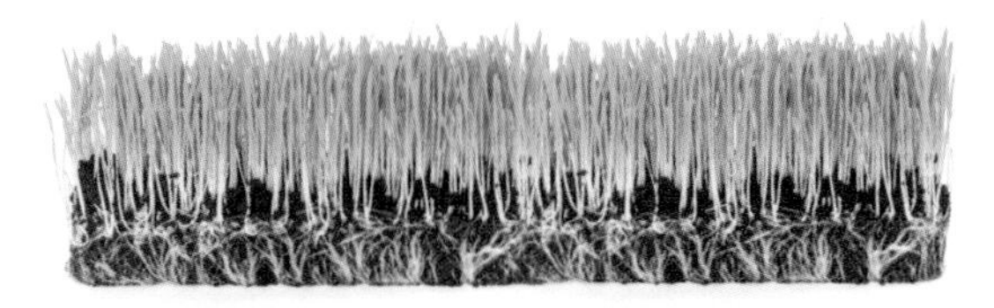

¿Cómo hacer el zumo de clorofila?

1. Usar tijeras para cosechar la hierba cortándola 1 cm encima de la raíz y recolectándola en un recipiente. La hierba cosechada ya está lista para preparar el zumo, extrayéndolo con una licuadora especial para que conserve sus propiedades. Hay que lavar la hierba de trigo antes de procesarla.

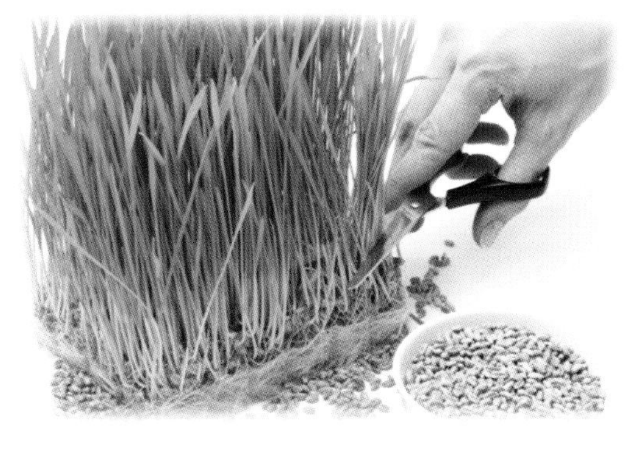

2. Colocar la hierba en la licuadora o en cualquier robot de cocina (preferentemente que no tenga cuchilla de metal para no quitarle propiedades).

3. Recolectar el zumo en un vaso pequeño y tomarlo en el momento, o bien guardar en una cubitera para congelarlo.

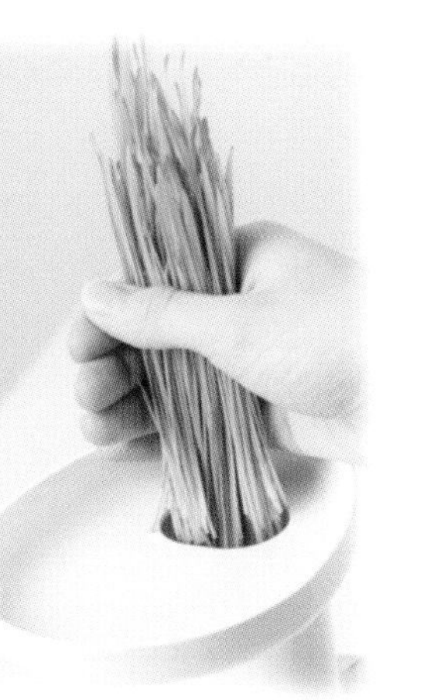

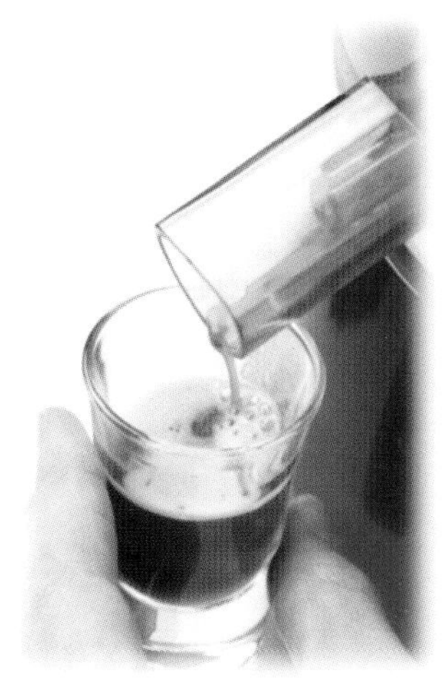

¡Atención!

La hierba cosechada se puede masticar para incorporar sus propiedades nutritivas pero no debe tragarse porque es muy indigesta.

Capítulo 4

BATIDOS, ZUMOS Y HELADOS

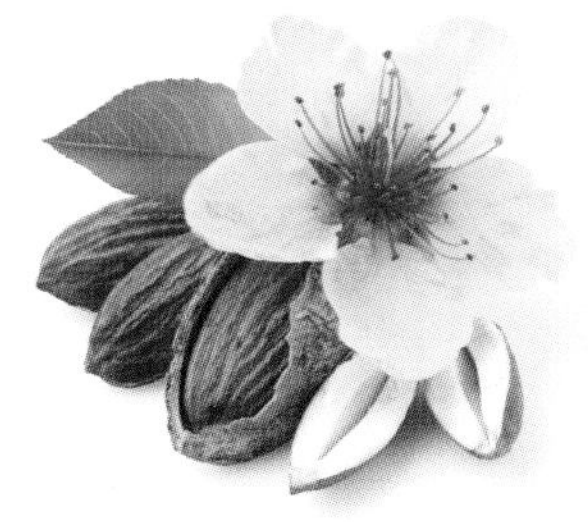

BATIDOS DE FRUTAS
(ideales como desayuno)

ZUMOS DE VERDURAS Y HORTALIZAS
(excelentes para acompañar comidas)

Los zumos y batidos de frutas frescas, secas, semillas y vegetales son una excelente fuente de nutrición. Son ideales para desayunos, para meriendas o, en el caso de los zumos de verduras y hortalizas, para acompañar a las comidas. Un detalle que debes tener en cuenta: es conveniente tomar los zumos de frutas en ayunas, por la mañana o por la tarde. Esto permite una correcta asimilación y digestión ya que la fruta brinda sus mejores beneficios nutritivos cuando pasa directamente al intestino. De esta manera el cuerpo hace un correcto proceso digestivo y esta se convierte en una forma limpia y natural de comer.

RECETAS

GRANIZADA DE PLÁTANOS CON LECHE DE ALMENDRAS

Ingredientes (800 ml)

½ litro de leche de almendras (ver receta en pág. 85)
3 plátanos maduros, previamente pelados y congelados enteros, dentro de un recipiente hermético, en el congelador
1 plátano maduro (a temperatura ambiente)
Zumo de ½ limón (retrasa que el plátano se oxide y se ponga oscuro)
1 cucharadita (tamaño té) de esencia de vainilla natural
1 cucharada (sopera) de miel o endulzante seleccionado
4 cucharadas (soperas) de aceite de girasol de primera presión en frío (de sabor muy suave para que no cambie el sabor del batido)

Preparación

1. Sacar los plátanos del congelador e inmediatamente cortarlos en rodajas y ponerlos en la batidora.
2. Colocar todos los ingredientes restantes.
3. Batir durante 40 segundos inclinando la batidora para asegurarnos de que se procesen todos los plátanos.
4. Servir la preparación en el momento o conservar en el congelador o en el frigorífico, antes de consumirla. Ten en cuenta que el plátano se oxida, oscureciéndose.

BATIDO DE ALGARROBA

con leche de alpiste y levadura de cerveza

Ingredientes (600 ml)

500 ml de leche de alpiste (receta en la pág. 56)
o reemplazar por leche de almendras o nueces
4 cucharadas (soperas) de harina de algarroba
blanca, orgánica
2 cucharadas (soperas) de cacao amargo
1 cucharada (tamaño té) de esencia de vainilla, natural
½ cucharadita (tamaño café) de canela
1 cucharada (de postre) de levadura de cerveza
2 cucharadas de miel o azúcar mascabo
Hielo (6 cubitos aproximadamente)

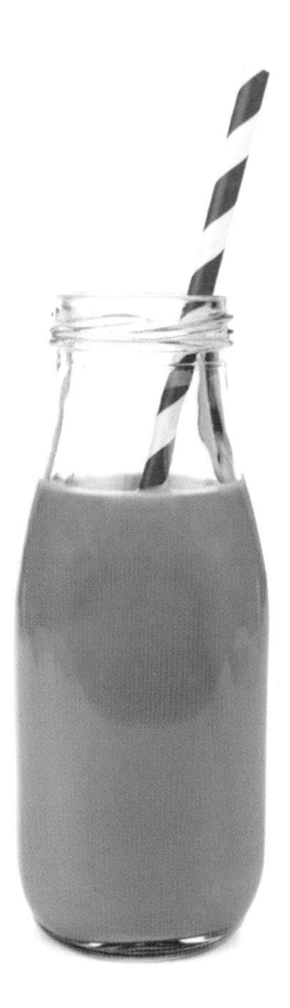

Preparación

1. Colocar 500 ml de leche de alpiste en la batidora junto con el resto de los ingredientes.
2. Batir durante 90 segundos.
3. Agregar 400 ml de agua, también el hielo y continuar batiendo 40 segundos más.
4. Filtrar con una bolsa de tela, recolectando la preparación en un recipiente limpio.
5. Servir en el momento o conservar en el frigorífico. Consumir en el día.

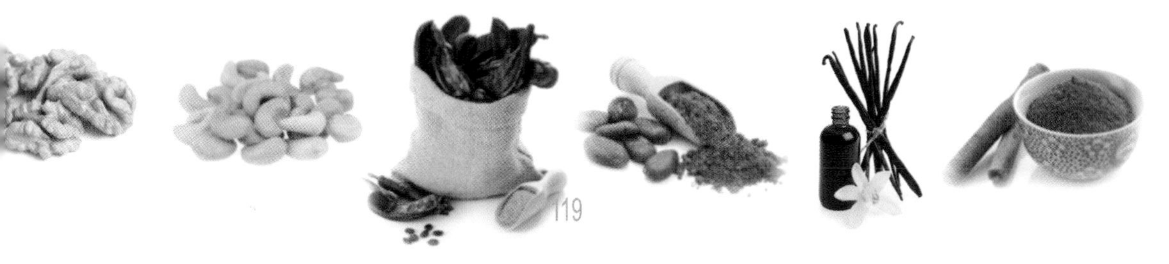

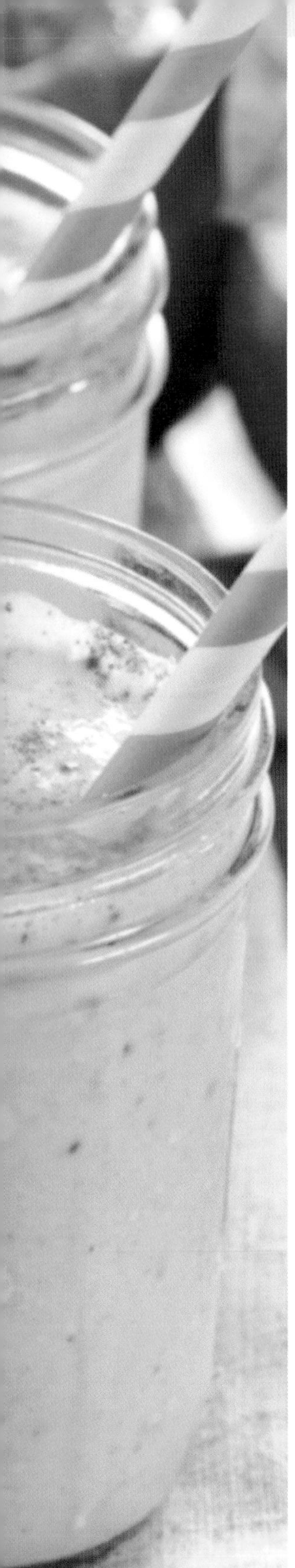

BATIDO SUPERNUTRITIVO

Ingredientes (600 ml)

1 cucharada (sopera) de almendras activadas
1 cucharada (sopera) de semillas de calabaza activadas, o reemplazar por 4 nueces activadas
1 cucharadita (tamaño té) de polen previamente hidratado durante dos horas o más
½ cucharadita (tamaño café) de canela
1 cucharada (de postre) de miel (o 1 puñado de uvas pasas previamente lavadas e hidratadas durante ocho horas)
2 manzanas orgánicas (grandes con piel)
1 cucharada (tamaño té) de maca orgánica
200 ml de agua del grifo, purificada

Preparación

1. Descartar el agua en la que hemos activado las almendras y semillas y lavar bien todo.
2. Colocar todos los ingredientes en la batidora incluyendo el polen con el agua de su remojo (si elegimos agregar uvas pasas, también se añaden con el agua de su remojo).
3. Batir durante 60 segundos. Listo para tomar.

BATIDO DE ARÁNDANOS Y AMAPOLA

Ingredientes (700 ml)

1 bandeja de arándanos
2 rodajas grandes de piña, peladas
1 manzana orgánica con piel
6 nueces –o pecanas– activadas (durante ocho horas)
4 hojas de menta fresca

2 cucharadas (soperas) de semillas de amapola activadas (durante ocho horas)
1 cucharada de miel
150-200 ml de agua purificada
Opcional: 1 pizca de sal marina o rosada (resalta el sabor dulce)

Preparación

1. Descartar el agua en la que hemos activado las semillas y lavarlas con agua purificada.
2. Colocar todos los ingredientes en la batidora y batir durante 60 segundos. Si se desea bien frío, reemplazar algo de agua por algunos cubitos de hielo.
3. Servir y tomar en el momento o bien en las horas próximas a su preparación, para evitar la oxidación. Conservar en el congelador o en el frigorífico.

GRANIZADA CREMOSA DE AVENA Y FRUTOS SILVESTRES

Ingredientes (800 ml)

1 taza de cerezas deshuesadas
1 bandeja de zarzamoras o arándanos
2 rodajas de piña madura, pelada
4 cucharadas soperas de copos de avena
4 cucharadas de aceite de girasol de primera presión en frío (de sabor muy suave)
2 cucharadas de miel
300 ml de agua de buena calidad
6 cubitos de hielo de la cubitera
Opcional: 1 pizca de sal marina o rosada (resalta el sabor dulce)

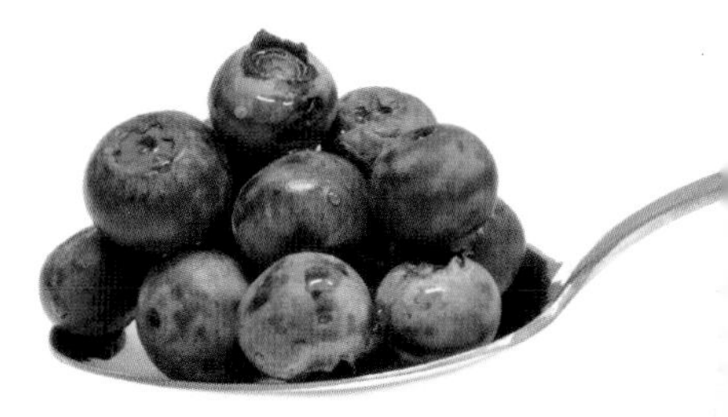

Preparación

1. Hervir los copos de avena durante 3 minutos en una olla o un cazo destapado con 300 ml de agua purificada, removiendo. Dejar enfriar.
2. Poner en la batidora las frutas, los copos de avena cocida fría, el aceite de girasol, la sal, la miel y algunos cubitos de hielo.
3. Batir durante 60 segundos.
4. Servir y tomar en el momento o enfriar durante 15 minutos antes de servir.

BATIDO DE MELÓN, PIÑA, MELOCOTONES Y CÚRCUMA

Ingredientes (para 1 litro)

¼ de melón dulce, mediano, sin semillas
2 rodajas de piña, pelada
2 melocotones pelados sin hueso
1 cucharadita de cúrcuma (tamaño café) al ras
1 cucharada de zumo de jengibre crudo (cortar 3 rodajas y extraer con el prensa-ajos, para que no quede la fibra en el batido)
1 cucharada (sopera) de miel
50 ml de agua purificada y 10 cubitos de hielo
Opcional: 1 pizca de sal marina o rosada (resalta el sabor dulce)

Preparación

1. Colocar todos los ingredientes en la batidora y batir durante 40 segundos.
2. Servir y tomar en el momento o enfriar durante 15 minutos, antes de servir.

BATIDO CREMOSO DE MANGO, MELOCOTÓN Y POLEN

Ingredientes (para 1 litro)

1 mango maduro pelado, sin el hueso
2 o 3 melocotones pelados sin hueso
1 rodaja grande de piña, pelada
1 cucharada (tamaño postre) de polen, previamente remojado durante dos horas
1 cucharada de miel
150 ml de agua aproximadamente
Hielo (8 cubitos)
Hojas de menta orgánica para servir
Opcional: 1 pizca de sal marina o rosada (resalta el sabor dulce)

Preparación

1. Colocar todos los ingredientes en la batidora (menos las hojas de menta) y batir durante 60 segundos.
2. Servir con hojas de menta orgánica y tomar en el momento, o dejar 10 minutos en la nevera para tomar bien frío.

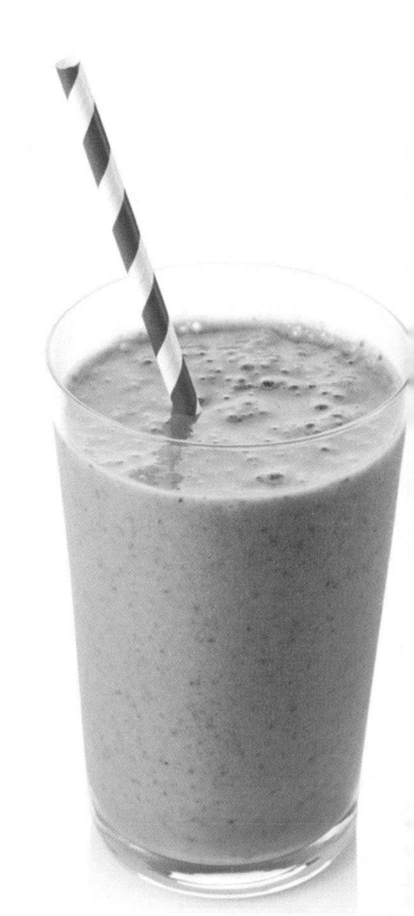

BATIDO DE SANDÍA Y GRANADA

Ingredientes (para 1 litro)

4 tazas de sandía cortada en cubos
1 granada pelada y cortada en 4
2 bayas de cardamomo.
2 o 3 plátanos maduros (o reemplazar por piña)
Unas gotas de limón
1 cucharada sopera de miel
Hielo (5 cubitos)

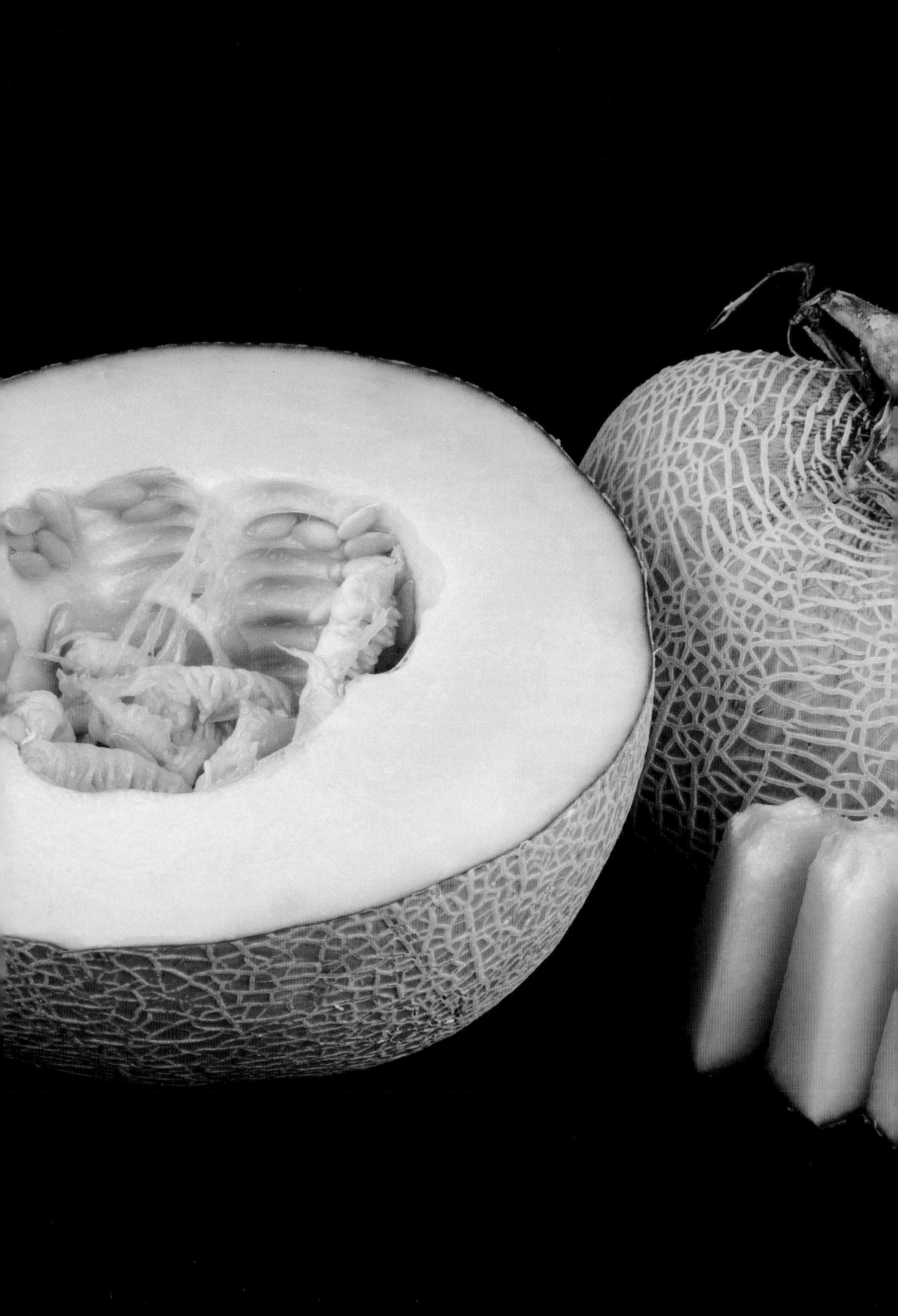

Opcional: 1 pizca de sal marina o rosada (resalta el sabor dulce)

Preparación

1. Colocar la sandía cortada en cubos en la batidora y batir durante 40 segundos para generar líquido. Sin detener la batidora, agregar la granada y las bayas de cardamomo. Batir durante 40 segundos más.
2. Filtrar con una bolsa de tela, recolectando la preparación en un recipiente limpio.
3. Colocar la preparación obtenida nuevamente en la batidora (limpia) y añadir los plátanos, la miel, las gotas de limón, el hielo y la sal.
4. Batir durante 30 segundos y ya está lista para consumir. Servir con hojas de menta.
5. Dejar en la nevera 30 minutos si se desea tomar bien frío.

BATIDO DE MELÓN Y SEMILLAS DE CALABAZA

Ingredientes (800 ml)

4 cucharadas soperas de semillas de calabaza, activadas
½ melón con algunas de sus semillas
100 ml de agua filtrada
Opcional: bayas de Goji para servir

Preparación

1. Batir todos los ingredientes en la batidora durante 60 segundos.
2. Filtrar con una bolsa de tela, recolectando la preparación en un recipiente limpio.
3. Tomar bien frío, preferentemente en ayunas para una digestión óptima del melón. Consumir en el momento o dejar en el frigorífico.

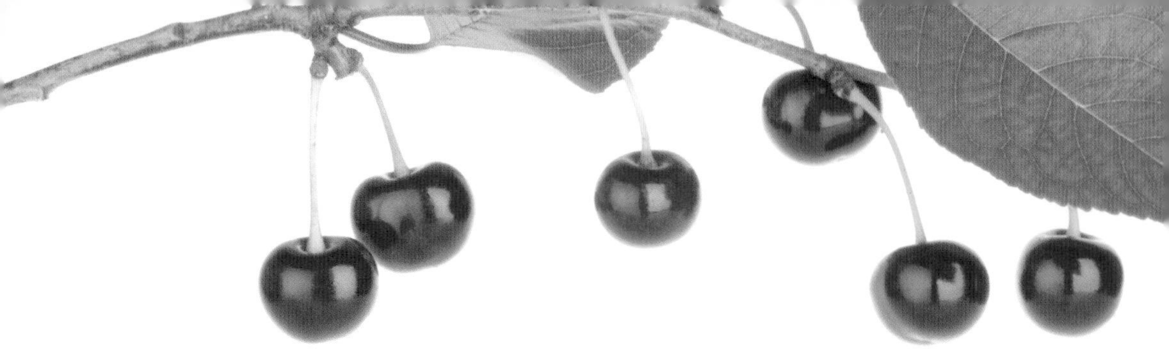

BATIDO DE FRESAS, CEREZAS Y LECHE DE LINAZA

Ingredientes (800 ml)

30 fresas medianas, lavadas, retirando las hojas verdes
20 cerezas lavadas y deshuesadas
8 nueces
2 cucharadas soperas de aceite de coco líquido (derretir 2 minutos al baño María)
1 o 2 cucharadas grandes de miel
500 ml de leche de linaza (ver receta en la pág. 67) o reemplazar por la leche vegetal que tengas en el frigorífico
Opcional: 1 pizca de sal marina o rosada
Hielo

Preparación

1. Batir todos los ingredientes en la batidora entre 40 y 60 segundos.
2. Consumir en el momento o dejar 15 minutos en la nevera para tomar bien frío.

BATIDO DE KIWI, MANDARINA, PERA Y ACEITE DE SÉSAMO

Ingredientes (600 ml)

2 kiwis pelados
3 mandarinas (su zumo exprimido)
2 peras maduras (si son orgánicas, con la piel lavada)
1 cucharada de miel o ½ taza de uvas pasas
Opcional: 1 cucharada (tamaño postre) de aceite de sésamo
Hielo

Preparación

1. Exprimir las mandarinas y volcar el zumo en la batidora. Agregar el resto de las frutas cortadas en cubos o rodajas. Agregar 2 o 3 cubitos de hielo si se desea más frío.
2. Batir todos los ingredientes durante 60 segundos.
3. Consumir en el momento o dejar 15 minutos en la nevera para tomar bien frío.

BATIDO DE PERAS EN LECHE DE COCO

Ingredientes (600-700 ml)

3 peras maduras cortadas en cubos, con su piel bien lavada
1 manzana (con su piel si es orgánica)
500 ml de leche de coco (receta en la página 63) o bien usa la leche vegetal que tengas en el frigorífico
Varios cubitos de hielo
Unas gotas de esencia de vainilla
2 cucharadas de miel
1 cucharada (de tamaño té) de maca

Preparación

1. Batir todos los ingredientes en la batidora durante 60 segundos.
2. Consumir en el momento o dejar 15 minutos en la nevera para tomar bien frío.

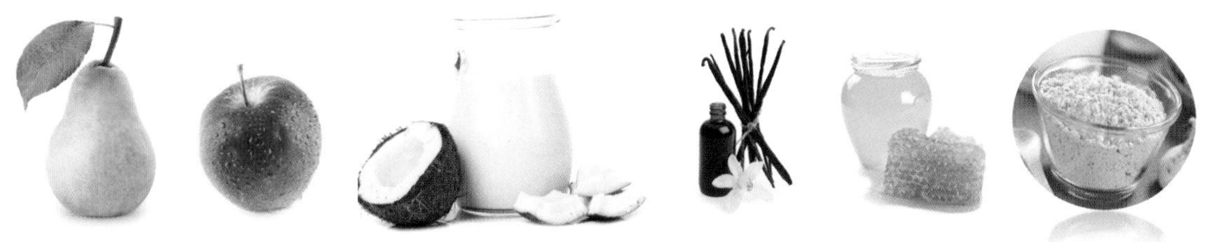

BATIDO CREMOSO DE AGUACATE Y KIWI CON LECHE DE LINAZA

Ingredientes (600ml)

1 aguacate pelado (sin hueso)
2 kiwis maduros, pelados (se pueden sustituir por plátano, papaya o pera)
Zumo de ½ limón
½ cucharadita (tamaño café) de esencia de vainilla natural
500 ml de leche de linaza (ver receta en pag. 67),
o reemplazar por otra leche a elección
1 cucharada sopera de miel
Opcional: 1 pizca de sal marina o rosada
Hielo

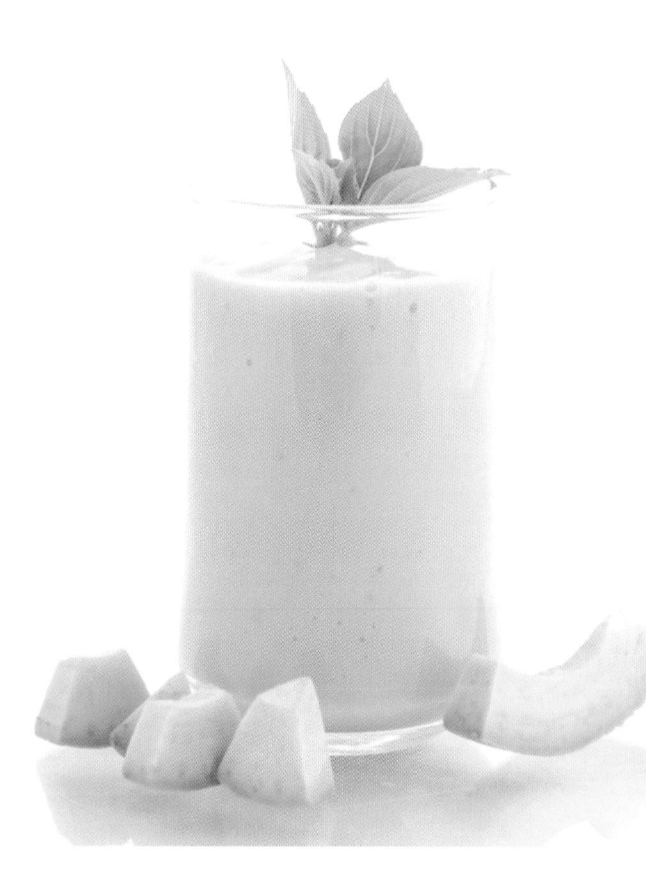

Preparación

1. Batir todos los ingredientes en la batidora entre 40 y 60 segundos.
2. Consumir en el momento o dejar 15 minutos en la nevera para tomarlo bien frío.

ZUMO DE PIMIENTO, CILANTRO Y CHÍA

Ingredientes (800 ml)

400 ml de agua purificada
1 limón, con la mitad de su cáscara bien lavada
1 lima, con la mitad de su cáscara bien lavada
2 manzanas verdes, peladas, cortadas en cubos
2 cucharadas soperas de semillas de chía
(previamente dejadas en remojo durante dos horas)
1 pimiento amarillo grande (o 2 pequeños)
1 manojo de cilantro con tallos

Preparación

1. Batir en la batidora durante 30 segundos las semillas de chía (junto con el agua de su remojo), agregando los 400 ml de agua purificada. Detener.
2. Añadir todos los ingredientes restantes y batir durante 60 segundos más.
3. Filtrar la preparación con una bolsa de tela. Recolectar en un recipiente limpio.
4. Consumir en el momento o dejar en el frigorífico, en un envase limpio bien tapado. Agitar bien antes de servir.

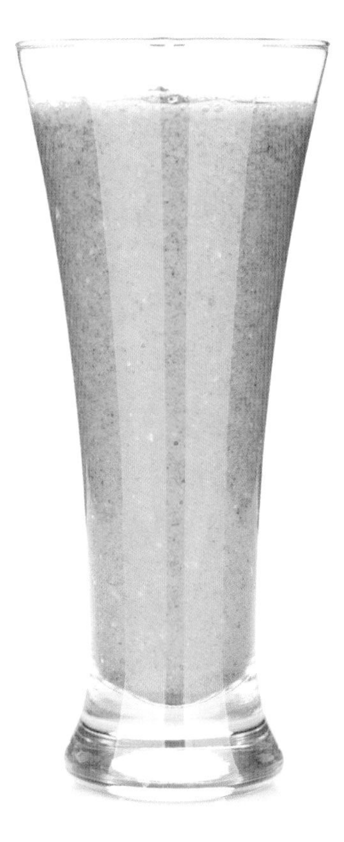

ZUMO DE CALABAZA, PIMIENTO Y CÚRCUMA

Ingredientes (800 ml)

400 ml de agua purificada
1 limón pelado
1 lima pelada
2 manzanas verdes peladas, cortadas en cubos
1 cucharadita de cúrcuma
2 rodajas de calabaza, crudas, peladas y cortadas en cubos
1 pimiento amarillo, con cáscara
Opcional: 1 puñado de germinados
Hielo

Preparación

1. Batir todos los ingredientes en la batidora durante 60 segundos.
2. Filtrar con una bolsa de tela, recolectando la preparación en un recipiente limpio.
3. Consumir en el momento o dejar en el frigorífico, en un envase limpio bien tapado. Agitar bien antes de servir.

ZUMO DE ALOE VERA Y MENTA

Ingredientes (500 ml)

1 limón sin semillas (incluir un poco de cáscara bien lavada)
2 o 3 trozos de aloe vera (solo la pulpa transparente interior)
250 ml de agua del grifo, purificada

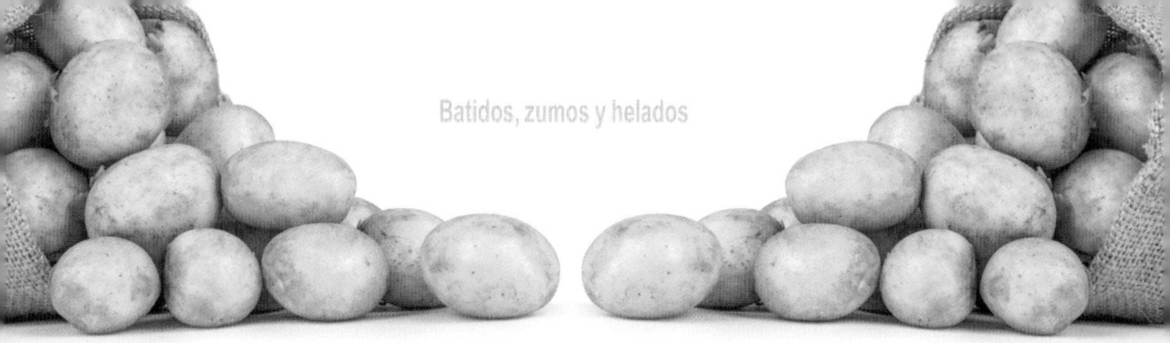

2 manzanas verdes peladas y cortadas en cubos
1 puñado grande de menta fresca

Preparación

1. Batir todos los ingredientes en la batidora durante 60 segundos.
2. Filtrar con una bolsa de tela, recolectando la preparación en un recipiente limpio.
3. Consumir en el momento o dejar en el frigorífico, en un envase limpio bien tapado. Agitar bien antes de servir.

ZUMO DE PATATAS Y PEPINO

Ingredientes (800 ml)

400 ml de agua purificada
1 limón pelado (dejar la parte blanca)
1 lima pelada (dejar la parte blanca)
3 patatas medianas crudas orgánicas con piel, bien lavadas con un cepillo
2 manzanas verdes peladas, cortadas en cubos
1 pepino pelado y cortado en rodajas

Preparación

1. Batir todos los ingredientes en la batidora durante 60 segundos.
2. Filtrar con una bolsa de tela, recolectando la preparación en un recipiente limpio.

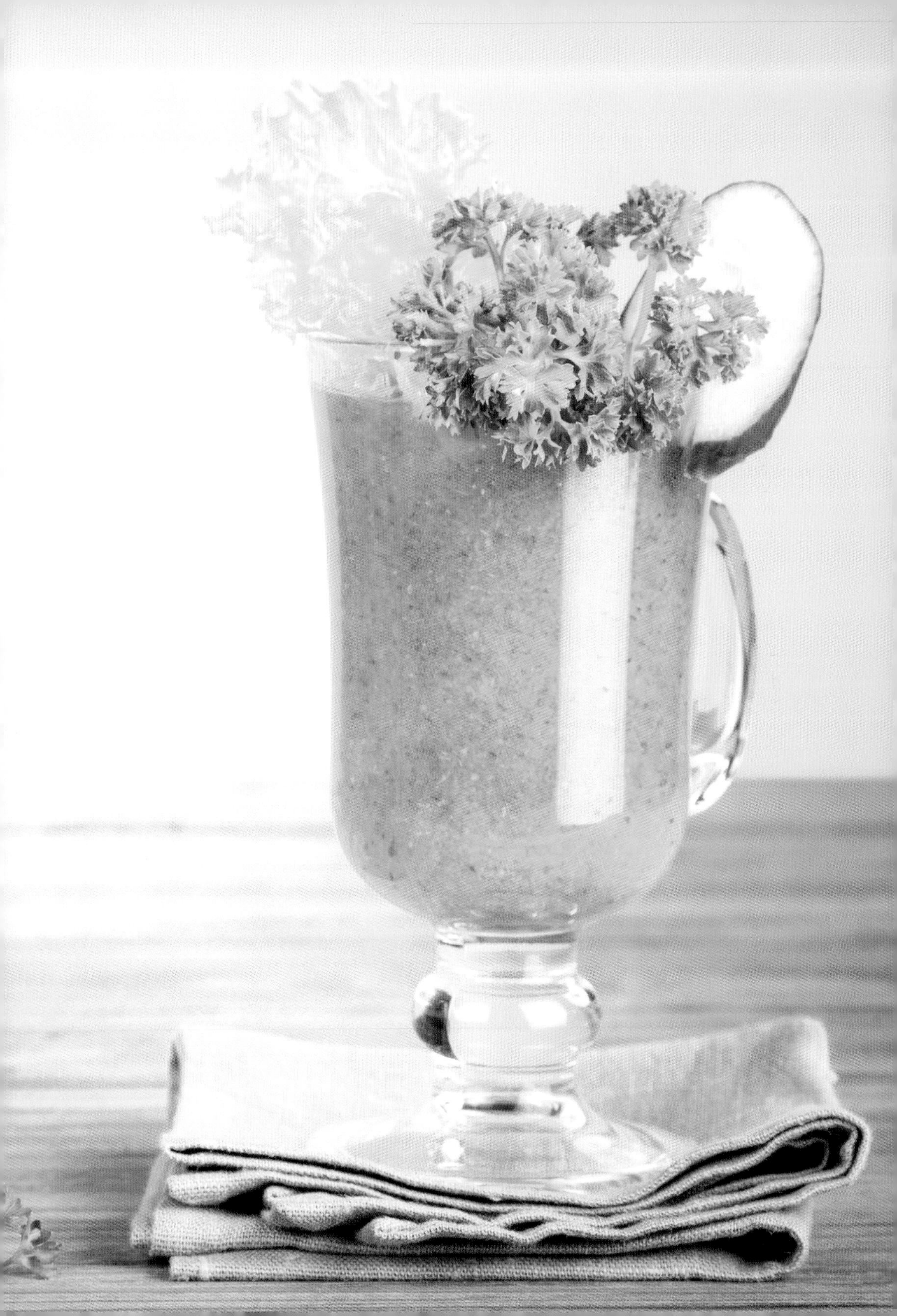

3. Consumir en el momento o dejar en el frigorífico, en un envase limpio bien tapado. Agitar bien antes de servir.

ZUMO DE COL CHINA, PIMIENTOS MALLORQUINES Y TEKKA

Ingredientes (800 ml)

400 ml de agua purificada
2 limones pelados (dejar la parte blanca)
2 manzanas verdes, con piel si son orgánicas, cortadas en cubos
1 cucharada de tekka (tamaño té)
8 hojas de col china cortadas
4 pimientos mallorquines
Un puñado grande de menta fresca

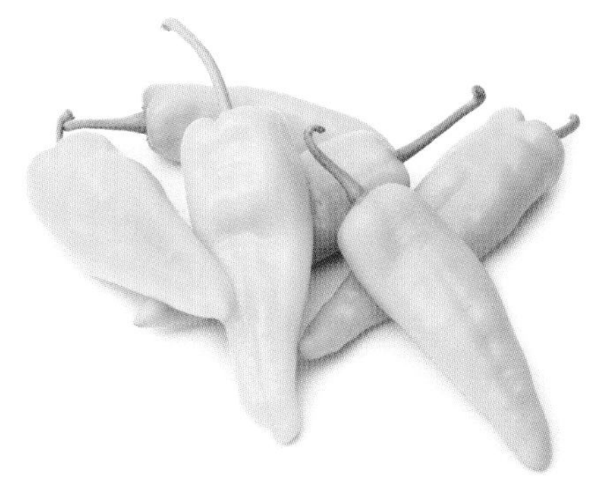

Preparación

1. Batir todos los ingredientes en la batidora durante 60 segundos.
2. Filtrar con una bolsa de tela, recolectando la preparación en un recipiente limpio.
3. Consumir en el momento o dejar en el frigorífico, en un envase limpio bien tapado. Agitar antes de servir.

ZUMO DE APIO, PEPINO Y PEREJIL

Ingredientes (800 ml)

400 ml de agua purificada
1 limón, pelado, con la parte blanca y las semillas
1 lima con la mitad de su cáscara
1 manzana verde, pelada, cortada en cubos

8 varas de apio con sus hojas (orgánico) o reemplazar por repollo blanco
1 pepino pelado, cortado en rodajas
1 puñado de perejil
Opcional: 1 puñado de hojas de menta orgánica
2 cucharadas de germinados
Hielo

Preparación

1. Batir todos los ingredientes en la batidora durante 60 segundos (excepto la menta).
2. Filtrar con una bolsa de tela, recolectando la preparación en un recipiente limpio.
3. Consumir en el momento o dejar en el frigorífico, en un envase limpio bien tapado. Agitar antes de servir.

ZUMO DE ESPINACAS, MARACUYÁ Y TEKKA

Ingredientes (900 ml)

400 ml de agua purificada
1 limón sin semillas, con 1/4 de su cáscara bien lavada
1 maracuyá amarillo, con la mitad de su cáscara
Un manojo de perejil con sus tallos
2 manzanas peladas, cortadas en cubos
1 paquete de espinacas orgánicas crudas, con tallos hasta la mitad, bien lavadas
1 cucharadita (tamaño café) al ras de tekka (significa un aporte extra de hierro, pero se puede evitar si se desea)
3 cucharadas de aceite de girasol (suave para no alterar el sabor de la preparación) de primera presión en frío

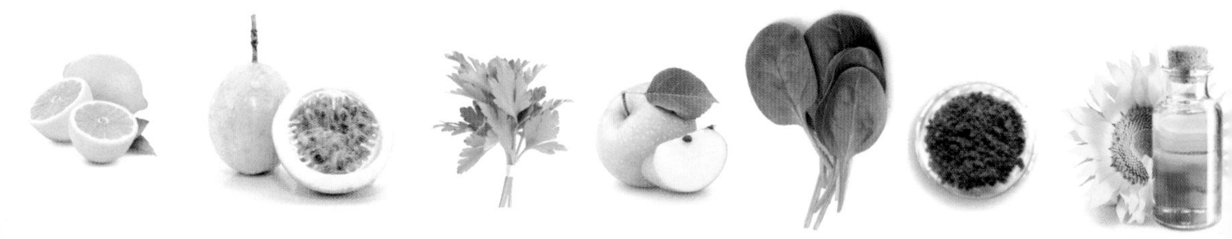

Preparación

1. Batir durante 30 segundos en la batidora el limón, media maracuyá con su cáscara lavada, el agua y el perejil.
2. Filtrar con una bolsa de tela.
3. Verter la preparación obtenida nuevamente en la batidora y agregar las espinacas, las manzanas, la pulpa de la maracuyá restante, el aceite y la tekka.
4. Batir durante 30 segundos más. Listo para tomar.
5. Consumir en el momento o dejar en el frigorífico, en un envase limpio bien tapado. Agitar antes de servir.

ZUMO DE ZANAHORIAS, NARANJAS Y JENGIBRE

Utensilios

Extractor de zumos.

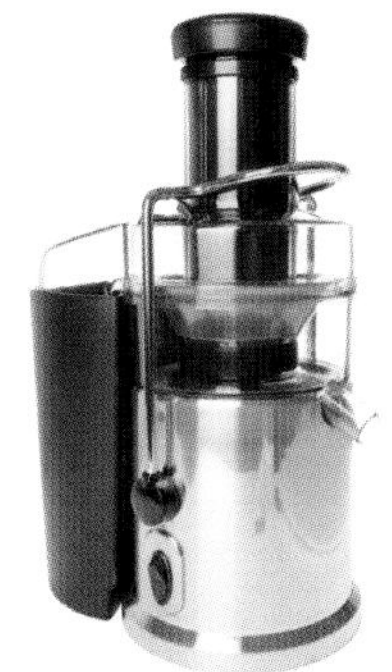

Ingredientes (700 ml)

6 zanahorias grandes peladas si no son orgánicas
(se pelan fácilmente con el pelapatatas)
Un manojo de perejil con sus tallos.
2 naranjas (exprimidas)
3 rodajas de jengibre crudo.

Preparación

1. Procesar en el extractor la zanahoria, el perejil (incluyendo sus tallos) y el jengibre.
2. Mezclar con el zumo de naranjas recién exprimido.

Es conveniente tomarlo en el momento para evitar la oxidación.

ZUMO DE ZANAHORIAS, PEREJIL Y ALGA ESPIRULINA

Utensilios

Extractor de zumos.

Ingredientes (700 ml)

8 zanahorias grandes peladas si no son orgánicas
(se pelan fácilmente con el pelapatatas)
Un manojo de perejil con sus tallos
1 cucharadita (tamaño té) de alga espirulina

Preparación

1. Procesar en el extractor la zanahoria y el perejil (incluyendo los tallos).
2. Agregar 1 cucharadita (tamaño té) de alga espirulina a la preparación. Remover para mezclar.

Te recomiendo que lo tomes en el momento para evitar la oxidación. Este es mi zumo favorito. Tomarlo antes de las comidas es ideal en dietas adelgazantes ya que el alga espirulina genera sensación de saciedad y es muy proteica.

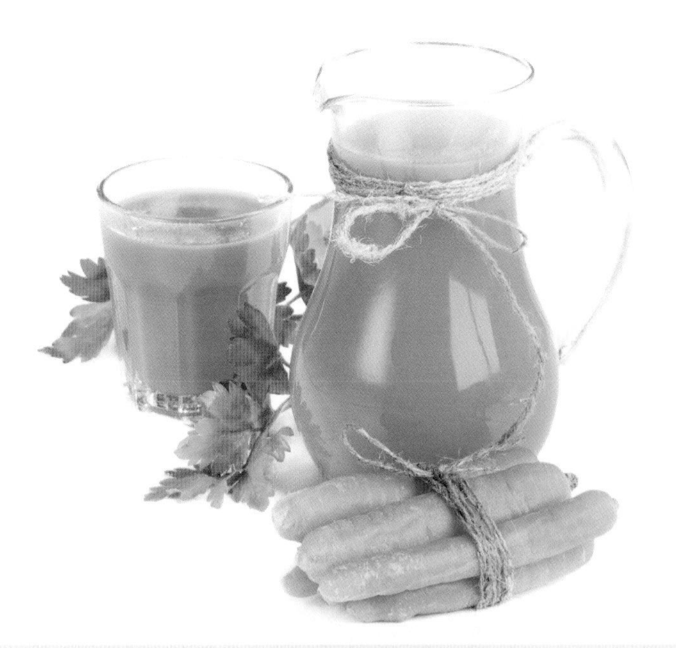

ZUMO DE REMOLACHA Y LECHE DE ALPISTE

Ingredientes (800 ml)

500 ml de leche de alpiste (receta en la pág. 56) o reemplazar por leche de almendras o nueces
1 limón pelado dejando la parte blanca, con sus semillas
1 manzana verde pelada, cortada en cubos
2 o 3 remolachas peladas, cortadas en cubos
1 zanahoria cortada en rodajas (retirar la piel si no es orgánica)
Opcional: 2 cucharadas soperas de germinados
Hielo a elección
Menta orgánica para servir

Preparación

1. Batir todos los ingredientes en la batidora durante 60 segundos (excepto la menta).
2. Filtrar con una bolsa de tela, recolectando la preparación en un recipiente limpio.
3. Consumir en el momento o dejar en el frigorífico, en un envase limpio y bien tapado. Agitar antes de servir.

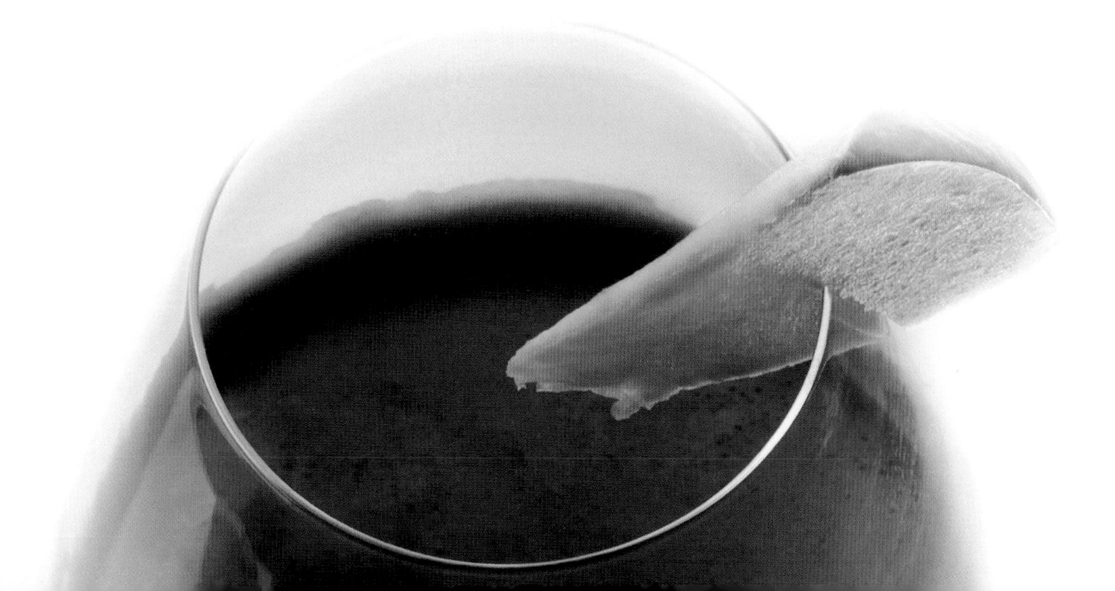

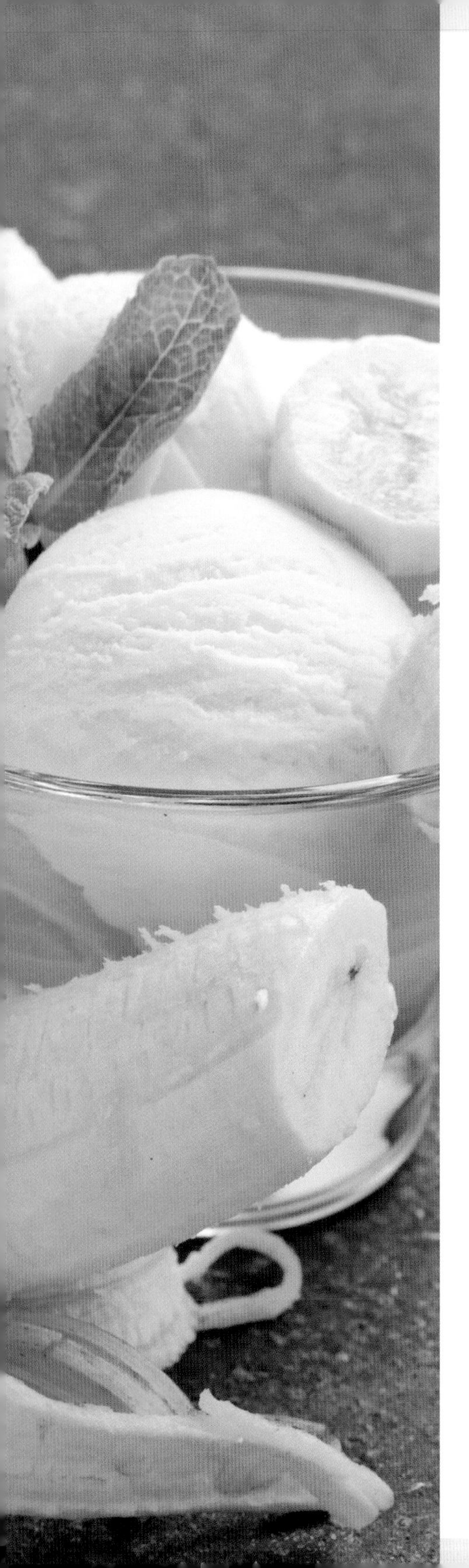

HELADO DE PLÁTANO

Ingredientes (para 4 porciones)

100 ml de leche de almendras
6 plátanos grandes maduros, pelados y congelados enteros dentro de un recipiente hermético, en la nevera
Zumo de ½ limón (retrasa que el plátano se oxide y se oscurezca)
1 cucharada (tamaño té) de esencia de vainilla natural
1 cucharada grande de miel o endulzante seleccionado
6 cucharadas de aceite de girasol de primera presión en frío (muy suave para que no cambie el sabor de la preparación)

Preparación

1. Colocar 100 ml de leche de almendras en la batidora. Agregar el aceite, el limón, la vainilla y la miel. Batir durante 5 segundos para mezclarlo todo.
2. Sacar los plátanos congelados del congelador e inmediatamente cortar en rodajas y colocar en la batidora.
3. Licuar durante 20 segundos ayudándose con el suplemento de la batidora que sirve para mezclar o bien se puede hacer esta crema helada con una batidora eléctrica de mano.

4. Detener la batidora, remover la preparación con una cuchara de madera, batir 5 segundos más y volver a repetir el procedimiento hasta obtener una crema helada.
5. Para lograr la textura del helado, dejar en el congelador entre 2 y 3 horas, dentro de un recipiente hermético, removiendo cada hora para evitar que se cristalice. Consumir en el día.

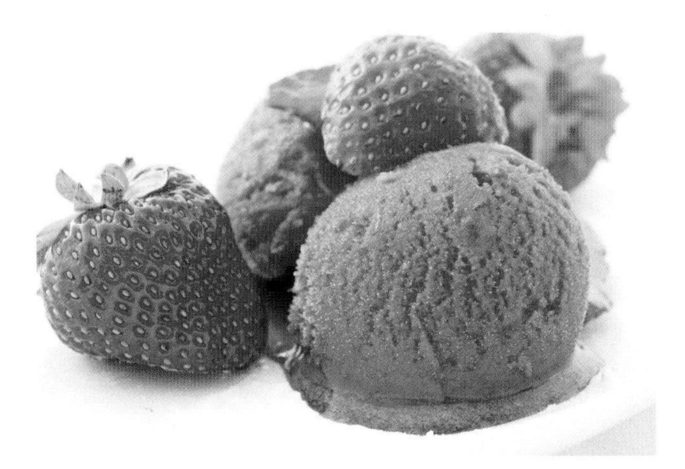

HELADO DE FRESAS

Ingredientes (para 4 porciones)

150 ml de leche de copos de avena, fría

½ kilo de fresas lavadas, enteras sin su parte verde, congeladas dentro de un recipiente hermético para evitar que absorba los sabores de otros alimentos que haya en el congelador

2 cucharadas soperas de miel o el endulzante seleccionado

4 cucharadas soperas de aceite de girasol de primera presión en frío (muy suave para que no cambie el sabor de la preparación)

Preparación

1. Colocar en la batidora primero los copos de avena cocida fría, luego la miel y el aceite. Batir durante 10 segundos para mezclar.

2. Sacar las fresas del congelador, cortarlas en cubos y colocarlas dentro de la batidora.
3. Batir durante 20 segundos agitando la batidora con ambas manos, para lograr una crema y removiendo las fresas con el suplemento que viene en la batidora (se puede hacer con una batidora eléctrica de mano).
4. Detener la batidora, remover la fruta con una cuchara, batir durante 10 segundos más y repetir el procedimiento hasta obtener una crema helada.
5. Para lograr la textura del helado, dejar en el congelador entre 2 y 3 horas, dentro de un recipiente hermético, removiendo cada hora para evitar que se cristalice. Consumir en el día.

NOTA: si se desea crudo y sin gluten, reemplazar los copos de avena por 100 ml de leche de almendras y añadir ½ taza de anacardos, mezclándolos con el aceite y la miel.

HELADO DE PIÑA Y MELOCOTÓN

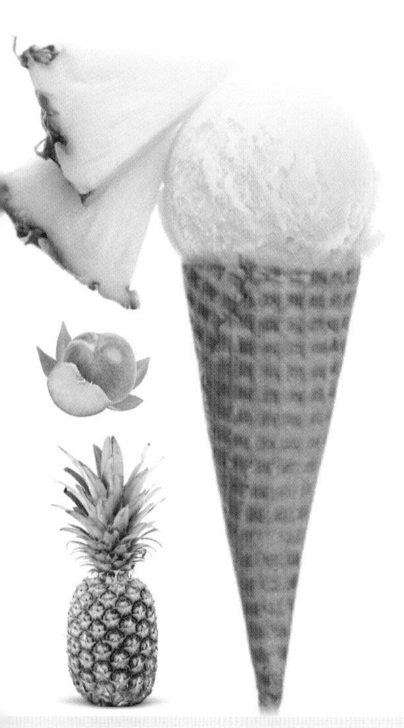

Ingredientes (para 4 porciones)

100 ml de leche de almendras
½ piña madura, pelada, cortada en cubos y congelada dentro de un recipiente hermético
2 melocotones maduros, pelados, cortados en cubos y congelados en un recipiente hermético
2 cucharadas soperas de miel o endulzante seleccionado
6 cucharadas soperas de aceite de girasol de primera presión en frío (muy suave para que no cambie el sabor de la preparación)
½ taza de anacardos
1 cucharada (tamaño té) de esencia de vainilla

Preparación

1. Colocar 100 ml de leche de almendras en la batidora. Agregar el aceite. la vainilla, la miel y los anacardos. Batir durante 20 segundos para mezclar y triturar los anacardos.
2. Sacar la fruta del congelador. Separar los cubos congelados para que se licúen fácilmente.
3. Colocar la fruta congelada cortada, junto con el resto de los ingredientes, en la batidora.
4. Batir durante 20 segundos agitando la batidora, ayudándose con el suplemento para mezclar, hasta lograr una crema (se puede hacer con una batidora eléctrica de mano).
5. Detener la batidora, remover la fruta con una cuchara. Batir durante 10 segundos más y repetir el procedimiento hasta obtener una crema helada.
6. Para lograr la textura del helado, dejar en el congelador durante 2 o 3 horas, dentro de un recipiente hermético, removiendo cada hora para evitar que se cristalice. Consumir en el día.

HELADO DE MANGO Y MARACUYÁ

Ingredientes (para 4 porciones)

150 ml de copos de avena cocida, fría
Pulpa de 2 frutos de maracuyá
2 mangos grandes, pelados, deshuesados, cortados en cubos y congelados en un recipiente hermético.
2 cucharadas soperas de miel u otra elección
6 cucharadas soperas de aceite de girasol de primera presión en frío (suave para que no cambie el sabor de la preparación)

Preparación

1. Colocar en la batidora primero los copos de avena cocida fría, luego la miel y el aceite. Batir durante 10 segundos para mezclar.

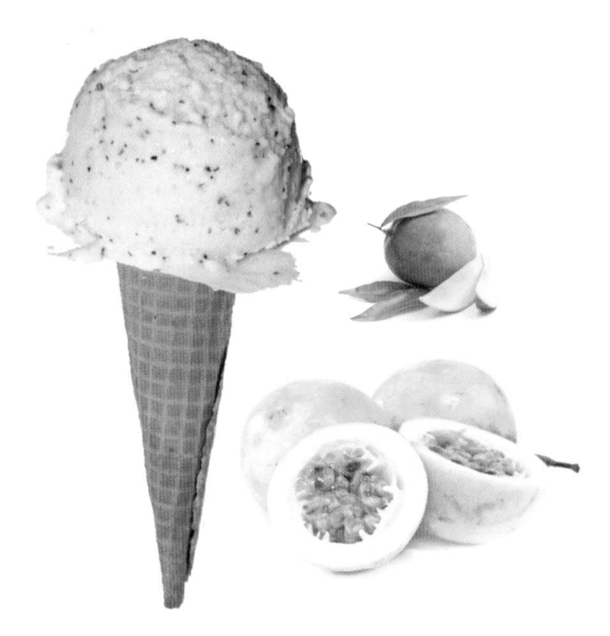

2. Sacar el mango congelado y separar los cubos para que se trituren mejor. Luego colocarlos en la batidora. Agregar la pulpa de las frutas de maracuyá. Batir durante 20 segundos removiendo con el suplemento de la batidora, para lograr una crema (se puede hacer con una batidora eléctrica de mano).
3. Detener la batidora y remover con una cuchara de madera. Batir durante 10 segundos más y repetir el procedimiento hasta obtener una crema helada.
4. Para lograr la textura del helado, dejar en el congelador entre 2 y 3 horas, dentro de un recipiente hermético, removiendo cada hora para evitar que se cristalice. Consumir en el día.

Nota: si se desea crudo y sin gluten, reemplazar los copos de avena por 100 ml de leche de almendras y añadir media taza de anacardos, mezclándolos con el aceite y la miel.

Capítulo 5

LIMONADAS Y KÉFIR

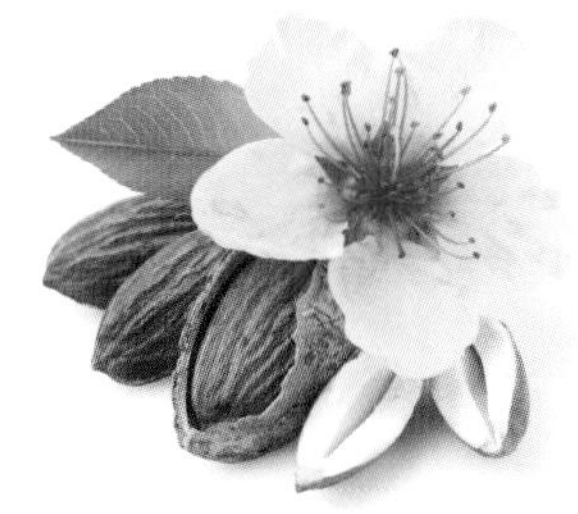

AGUA ENZIMÁTICA (REJUVELAC)

Hacer agua enzimática es muy fácil. Solo necesitamos germinados, el zumo de medio limón, agua filtrada o mineral y esperar entre veinticuatro y cuarenta y ocho horas. Es fundamental respetar los procesos de higiene usando jabón blanco neutro para lavar el recipiente que vamos a emplear. Hay un detalle que encontré interesante cuando lo recibí de un chef de alimentación viva, por eso me gustaría compartirlo. Me dijo que el agua no solo va a absorber las propiedades nutritivas de los germinados, sino que también absorberá las energías que haya en el ambiente. Desde entonces, busco un espacio «de energías amables» para dejar reposar mi botella de agua enzimática durante las cuarenta y ocho horas de su proceso.

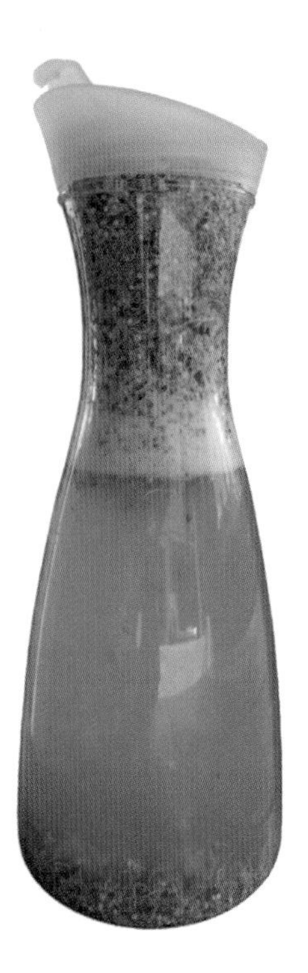

Propiedades

Incluir esta bebida en nuestra alimentación puede otorgarnos muchos beneficios para la digestión y la salud ya que aporta un alto nivel de enzimas y bacterias benignas, necesarias para tener un colon saludable. El aporte enzimático nos ayuda a digerir los alimentos y a asimilar mejor sus nutrientes. Es rica en proteínas, carbohidratos, dextrinas, fosfatos, lactobacilos y vitaminas B, C y E.*

¿Qué necesitamos para hacer agua enzimática?

Ingredientes (para 1 litro)

1 taza de germinados: pueden ser brotes de quinoa (te la recomiendo), de lentejas, de judías mung, etc.
1 litro de agua de buena calidad (mineral o de la red, purificada)
Zumo de medio limón

Utensilios:

- 1 botella limpia de boca ancha o un frasco.
- 1 trozo de tela de tul para tapar la boca del recipiente.
- 1 banda elástica.

Asegúrate de la higiene de los recipientes y la calidad del agua.

¿Cómo hacer agua enzimática?

Nota: el resultado final debe ser un agua turbia, ambarina o rosada (quinoa) de sabor ligeramente ácido y algo gasificado, con un poco de espuma en la superficie. Se huele la fermentación de las semillas. Es muy importante respetar todos los procesos de higiene y de producción para que el producto final sea saludable.

1. Poner una taza de brotes limpios dentro de una botella.

* Nutrición Vitalizante, de Néstor Palmetti.

2. Agregar 1 litro de agua de buena calidad.
3. Tapar la botella con un tul y banda elástica (para que no entren insectos).
4. Dejar reposar entre veinticuatro y cuarenta y ocho horas (a mayor temperatura, menor tiempo), en un espacio fresco y seco, a temperatura ambiente, entre 20 y 22 grados). La botella no debe recibir la luz del sol.
5. Pasadas las cuarenta y ocho horas, verter el líquido en otra botella, colando con un colador plástico o con una bolsa de tela.
6. Agregar el zumo de medio limón. Guardar en la nevera, bien tapado, hasta cuatro días.

LIMONADA ELECTROLÍTICA

Esta mágica receta la recibí generosamente del chef argentino de alimentación viva Diego Castro, en una entrevista particular que me concedió, con la intención de profundizar en el aprendizaje del proceso de nutrición.

Ingredientes (para 1 litro de limonada)

1 litro de agua mineral o purificada
1 manzana roja o verde (grande)
1 limón entero con la mitad de su cáscara y algunas semillas
1 cucharada de aceite de coco, líquido (ponerlo durante 2 minutos al baño María para que se vuelva líquido)
¼ de taza de linaza, activada (durante ocho horas)
2 o 3 rodajas de jengibre pelado y crudo
1 pizca de sal marina o rosada
Miel orgánica para endulzar (al gusto)

Preparación

1. Batir todos los ingredientes durante 90 segundos (si el aceite de coco está sólido, se fragmentará pero no se disolverá; por eso debe estar líquido).

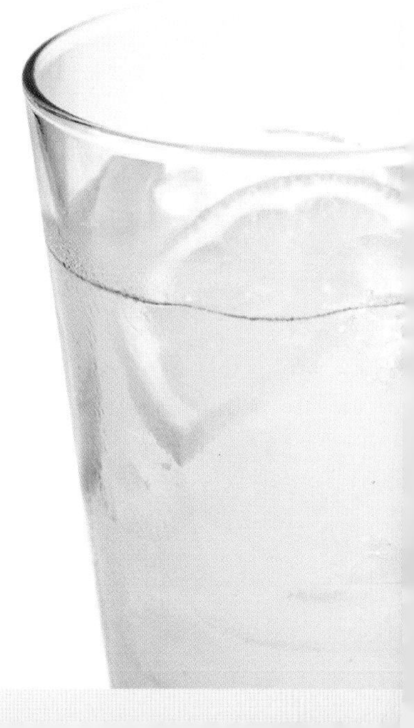

2. Filtrar con una bolsa de tela y recolectar la preparación en un recipiente limpio.
3. Tomar en el momento o conservar en el frigorífico. Tomar en el día.

KÉFIR

Propiedades

El kéfir es un producto fermentado probiótico cuyas bacterias son muy beneficiosas para la salud. Tiene efectos muy positivos sobre el organismo y sus beneficios aparecen con el consumo moderado y constante a lo largo del tiempo. Es desintoxicante, regenerador de la flora intestinal benéfica y estimulante de las defensas naturales. Mejora problemas en la piel y enfermedades inflamatorias.

Existe mucho material en internet que habla maravillas del kéfir y sus múltiples beneficios. Puedes investigar para obtener más información en distintos sitios web y consultar también a tu profesional de la salud. Existe un artículo que encontré interesante (www.prama.com.ar/alimentos_saludables/kéfir.php). En él se habla del profesor Nokimowa, quien dedicó toda su vida a estudiar el valor del kéfir, que curaba las enfermedades del sistema respiratorio, los desarreglos del estómago, las infecciones intestinales crónicas, las enfermedades del hígado, la vesícula biliar y los riñones, así como otros padecimientos.

Más tarde se comprobaron estos resultados y fueron difundidos por el doctor Brunwic entre los médicos naturistas centroeuropeos. El profesor Menkiw también fue un gran investigador de los beneficios de este cultivo en la longeva población caucásica.

¿Qué sabor obtendremos?

Siempre que preparemos kéfir, el resultado final de la preparación tiene que presentar un sabor ligeramente dulce y ácido. Si hemos realizado el proceso de fermentación de forma correcta, veremos que los nódulos de kéfir se multiplicarán. Si no aumenta su población (sutilmente) en cada cultivo, debemos verificar cada parte del proceso y detectar qué estamos haciendo de forma incorrecta o si alguna sustancia está afectando a los nódulos. Por ejemplo, el cloro existente en el agua mata algunas de sus bacterias, por eso usaremos aguas purificadas o minerales para su realización. Tampoco tenemos que emplear elementos metálicos en ningún momento del proceso, ya que esto lo altera.*

¿Cómo conseguir los nódulos de kéfir?

Los nódulos de kéfir se pueden conseguir en herboristerías o tiendas de productos orgánicos, pero tal vez no tengas que pagar por ellos, puesto que las colonias de bacterias van creciendo y existen muchas personas que regalan los excedentes.

Cómo conservar los nódulos de kéfir

En forma seca

Para secar los nódulos de kéfir, tendremos que extenderlos sobre un plato, cubrirlos con una servilleta de papel y colocarlos en un lugar ventilado. Se notará que están bien secos cuando estén cristalizados y nada pegajosos. Una vez realizado el proceso de secado, pueden durar varios meses. Para volver a hidratarlos, puedes colocarlos en agua azucarada (con azúcar mascabo) a temperatura ambiente durante doce horas.

* *Nutrición vitalizante*, de Néstor Palmetti.

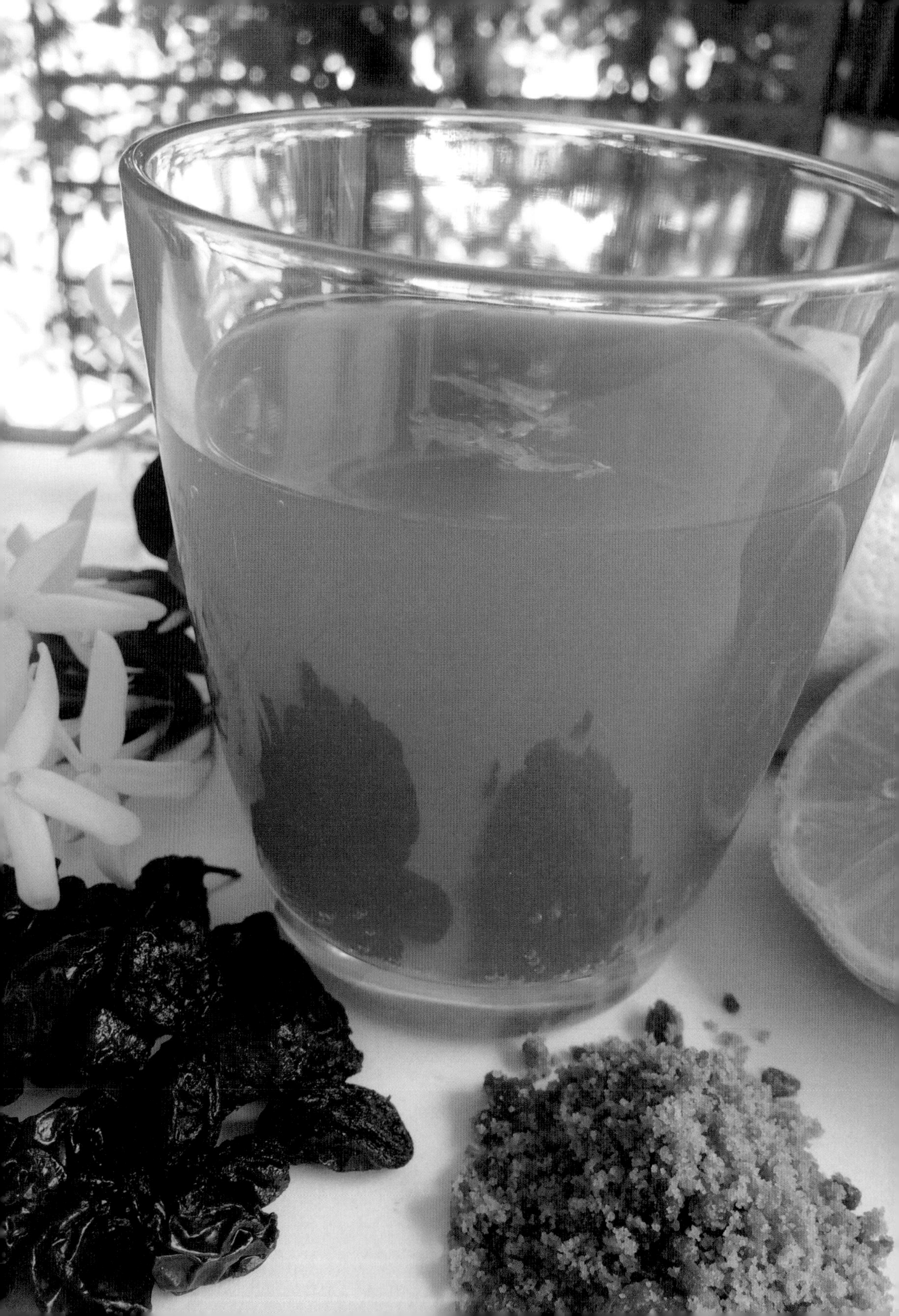

En forma húmeda

Se pueden conservar una semana en agua azucarada (azúcar mascabo), dentro de un recipiente, con suficiente espacio vacío y cerrado herméticamente. Para reactivarlos, se los enjuaga brevemente y se inicia el cultivo.*

Importante: para las elaboraciones siguientes NO se deben utilizar elementos metálicos, ya que interfieren en las colonias de bacterias. Emplea un recipiente de vidrio de boca ancha y ten en cuenta que el líquido no debe ocupar más de dos tercios del volumen, pues se necesita dejar espacio libre para la actividad gaseosa. No uses detergentes sintéticos (lávalo todo con jabón blanco neutro o bicarbonato sódico).

KÉFIR DE AGUA

Utensilios e ingredientes

1 tarro grande de vidrio de boca ancha
1 colador de plástico
1 bolsa de tela
1 cuchara de madera
1 litro de agua mineral o filtrada
5 cucharadas soperas de azúcar mascabo (50 g)
½ limón con cáscara (bien lavado)
3 cucharadas soperas de nódulos de kéfir hidratados
2 higos secos troceados o 2 cucharadas colmadas de uvas pasas

Preparación

1. Colocar los nódulos hidratados de kéfir (es conveniente introducirlos dentro de una bolsa de tela para que luego sea más fácil separarlos al final del proceso).
2. Agregar el azúcar mascabo (su función es estimular el trabajo de los nódulos y activar el proceso de fermentación).

* *Nutrición vitalizante*, de Néstor Palmetti.

3. Agregar los higos o las uvas pasas (neutralizarán la fermentación alcohólica y aportarán sabor).
4. Incluir medio limón con su cáscara bien lavada (usar jabón blanco neutro o bicarbonato de sodio).
5. Añadir el litro de agua mineral o purificada (sin cloro, porque este mataría las colonias).
6. Mezclar bien con la cuchara de madera.
7. Tapar la boca del tarro con un tul. Existe la opción de cerrar el recipiente herméticamente, si se desea obtener un producto más carbonatado y burbujeante.
8. Dejar reposar veinticuatro horas a temperatura ambiente (entre 20 y 22 grados). Pasado este tiempo, remover nuevamente y dejar reposar otras veinticuatro horas (cuarenta y ocho horas en total; si hace calor, es posible realizar el proceso en solo veinticuatro horas). NO debe recibir la luz del sol.
9. Al final del proceso, extraer los nódulos de kéfir, colar el líquido con el colador de tela o plástico, exprimir el limón y envasar tapado para guardar en la nevera. Se mantiene hasta cuatro días. Los nódulos de kéfir se aclaran con agua mineral o de filtro (sin cloro) y ya están listos para ser reutilizados.

KÉFIR DE LECHE VEGETAL

Utensilios e ingredientes

1 tarro grande o botella de vidrio de boca ancha
1 escurridor de plástico o bolsa de tela
1 cuchara de madera
3 cucharadas soperas de nódulos de kéfir hidratados
1 litro de leche de semillas de textura consistente (almendras, avellanas, sésamo...). No usar copos de avena o bien tener en cuenta que contiene gluten y se debe cocinar (ver el capítulo 2, «Las leches vegetales»).

Preparación

1. Colocar 1 litro de leche vegetal en un frasco o botella de boca ancha.
2. Agregar 3 cucharadas de nódulos de kéfir hidratados y dejar reposar a temperatura no superior a 18 grados durante cuarenta y ocho horas, con el frasco tapado con un tul o lienzo y banda elástica. Si hace calor en el ambiente, guardar en el frigorífico.
3. Pasado este tiempo, colar los nódulos con una bolsa de tela o un colador de plástico. Guardar los nódulos en el frigorífico. No deben lavarse seguidamente, solo cada quince días con agua fría y purificada (sin cloro).

KÉFIR EN ZUMO DE UVA

Utensilios e ingredientes

1 tarro grande o botella de vidrio de boca ancha con cierre hermético
1 escurridor de plástico o bolsa de tela
1 cuchara de madera
3 cucharadas de nódulos de kéfir hidratados
½ litro de zumo de uvas orgánico
½ litro de agua mineral o purificada (sin cloro)
Algunas hojas de menta fresca

Preparación

1. Colocar los ingredientes (el zumo de uva, el agua, el kéfir y las hojas de menta) en un recipiente de vidrio de boca ancha. Tapar y dejar fermentar durante cuarenta y ocho horas en la nevera o a temperatura ambiente por debajo de los 16 grados. Al colar obtendremos una bebida parecida a un vino espumoso.
2. Para elaborar este kéfir fácilmente, compro un litro de zumo de uvas orgánico, muy concentrado, embotellado. Puede usarse zumo de uvas blancas, negras o rosadas, de acuerdo con el sabor deseado.

AGUA DE LIMÓN, ALCALINA

(Método DEBIOSAN, www.centrodesantis.com)

El doctor Antonio De Santis recomienda el consumo diario de agua alcalina, para eliminar toxinas de nuestro organismo y recuperar la vitalidad. Te invito a que veas el vídeo, con su explicación médica, sobre los beneficios de tomar esta agua alcalina (http://youtu.be/SkKNKpXR4Nc).

Ingredientes (para 1 litro y medio)

1 litro y medio de agua de buena calidad (mineral o purificada)
2 o 3 limones exprimidos y colados
1 cucharadita de bicarbonato de sodio (tamaño té)
1 cucharadita de vitamina C pura (tamaño café)

Preparación

1. Mezclar bien todos los ingredientes.
2. Agitar bien la preparación y consumir a lo largo del día.

LIMONADA MATUTINA, ALCALINA

(Método DEBIOSAN, www.centrodesantis.com)

Otra «pequeña GRAN» receta del doctor Antonio De Santis, muy fácil de realizar en casa, para obtener energía y ayudar a nuestro cuerpo a eliminar toxinas es tomar cada mañana al levantarse, en ayunas, un vaso de esta riquísima agua con potenciadores de sabor naturales (http://youtu.be/SkKNKpXR4Nc).

Ingredientes (para 1 vaso)

1 vaso de agua de buena calidad (mineral o purificada)
Zumo de 1 limón
1 cucharada de miel de abejas (tamaño té)
1 cucharadita de canela orgánica (tamaño café)

Preparación

1. Mezclar los ingredientes. Tomar en ayunas.

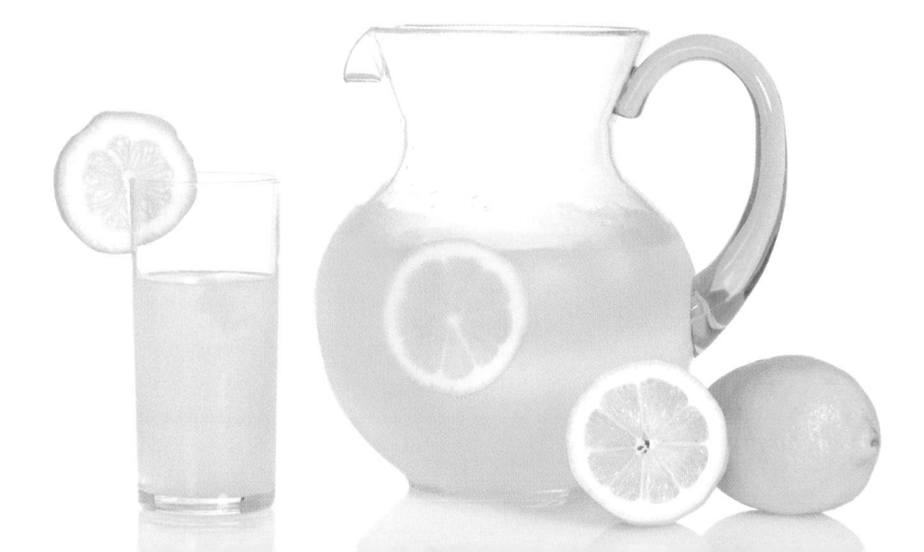

Capítulo 6

FUENTES NUTRICIONALES DE ORIGEN VEGETAL

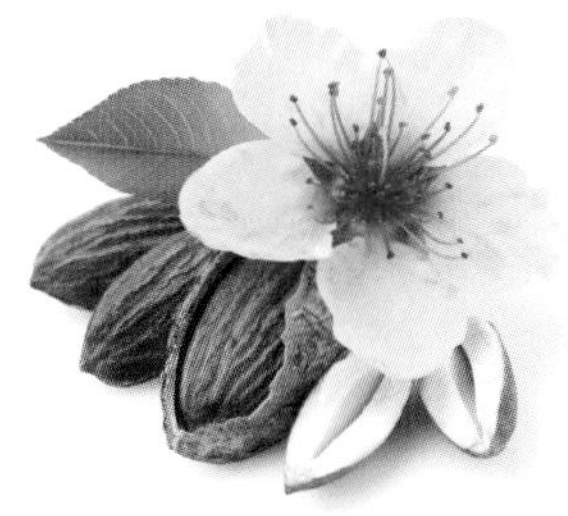

A modo de referencia, presento algunos alimentos vegetales organizados por sus propiedades nutricionales.

Los aminoácidos esenciales

Los aminoácidos son las unidades químicas que constituyen las proteínas. Aunque el cuerpo humano puede fabricar algunos aminoácidos por sí mismo, hay otros que es incapaz de sintetizar en cantidades suficientes para satisfacer sus necesidades. Estos aminoácidos se llaman «aminoácidos esenciales» porque es fundamental que el cuerpo los adquiera a través de los alimentos, siendo los principales la isoleucina, la leucina, la lisina, la metionina, la fenilalanina, la treonina, el triptofano, la valina y la histidina (en niños).

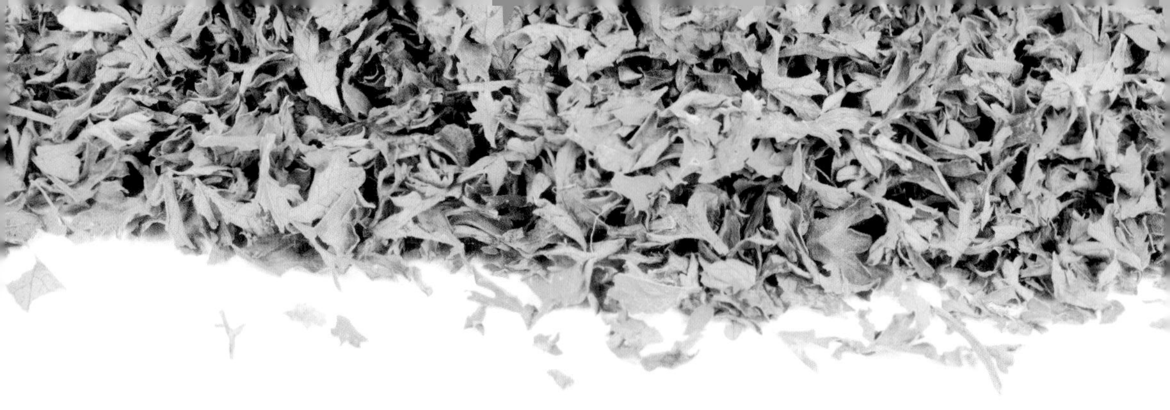

Algunos alimentos vegetales que contienen aminoácidos esenciales en buenas proporciones

- Legumbres: aduki, mung, alubia, lentejas, etc.
- Maíz.
- Semillas de calabaza y girasol.
- Coliflor.
- Champiñones
- Cacahuetes.
- Garbanzos, avena.
- Nueces, nabo, brócoli,
- Plátanos, limones, naranjas.
- Pimientos, guisantes, etc.
- Almendras.
- Brotes de bambú.
- Quinoa.
- Pistachos.
- Espelta orgánica.
- Tofu orgánico.
- Amaranto.
- Alga espirulina.
- Alga chlorella.
- Trigo Sarraceno.

Proteínas vegetales

Las proteínas determinan la forma y la estructura de las células y dirigen casi todos los procesos vitales. Las funciones de las proteínas son específicas de cada una de ellas y permiten a las células mantener su integridad, defenderse de agentes externos, reparar daños, controlar y regular funciones, etc.(www.um.es). Si bien nuestro organismo debe recibir proteína de los alimentos, no las incorpora sin antes «desempaquetar» la proteína que recibe y realizar una alquimia hacia una nueva proteína. A continuación menciono algunos alimentos vegetales con alta calidad y cantidad proteica.

Algunas fuentes de proteína del reino vegetal

- Piñones.
- Garbanzos, lentejas.
- Judías (aduki, mung, alubias, etc.).
- Almendras, semillas de calabaza.
- Pistachos, cacahuetes, semillas de girasol.
- Nueces comunes, nueces pecanas.
- Nueces de Brasil.
- Guisantes.
- Avellanas.
- Anacardos.
- Quinoa, amaranto.
- Arroz yamaní, avena.
- Leche de semillas de alpiste.
- Alga espirulina.
- Soja: en sus versiones de leche, tofu y salsa, siempre y cuando provengan de semillas orgánicas que no hayan sido alteradas genéticamente, pues se ha comprobado que son peligrosas y pueden traer serios inconvenientes a la salud.

Vitamina C

La vitamina C es un nutriente fundamental que debemos incorporar diariamente a nuestro organismo. Es importante saber que nuestro cuerpo necesita vitamina C pero no la almacena y por eso debemos tomarla de forma asidua. Ante cualquier duda, consulta a tu nutricionista.

Beneficios de la vitamina C

- Fortalece el sistema inmunitario.
- Ayuda a evitar gripes y resfriados.
- Ayuda al cuerpo a incorporar el calcio y el hierro.
- Contribuye a reconstituir los tejidos, los huesos y los vasos sanguíneos.
- Motiva la función cerebral.
- Es antioxidante.

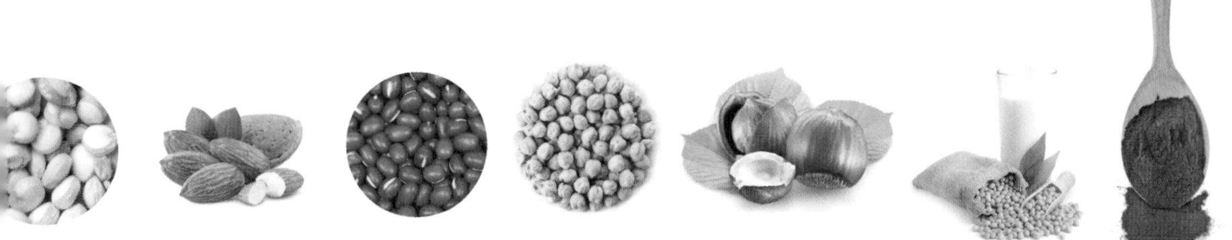

Algunas fuentes de vitamina C

- Brócoli
- Guayaba
- Maracuyá
- Amalaki
- Col de Bruselas
- Pimientos verdes, rojos y amarillos
- Fresa, cereza
- Pomelo
- Limón
- Alga chlorella.
- Wheatgrass.
- Algarroba.
- Naranjas
- Espinaca
- Kiwi
- Sandía
- Cilantro
- Perejil
- Melón
- Mango
- Tomates
- Amaranto
- Olivas, berro
- Albaricoque
- Germinados

VITAMINAS		
Vitamina A	**Vitamina B**	**Vitamina C**
• Zanahoria • Pistachos • Paprika • Pimienta de cayena • Batata, tomate • Espinaca, berro • Maíz orgánico • Soja orgánica • Melón rosado • Sandía, coco • Semillas de calabaza • Algarroba • Nabo • Wheatgrass	• Almendras y algarroba (B_1, B_2 y B_3) • Avellanas (B_1 y B_6) • Copos de avena (B_1 y B_2) • Arroz yamaní • Cereales, nueces • Legumbres, garbanzos • Aguacates • Manzanas, melones • Mangos, uvas, plátanos • Repollo, ajo, cebolla, tomates, etc. • Pasas y frutos secos • Semillas, coco • Levadura de cerveza • Mijo (B_1, B_6, B_2 y B_3) • Semillas de sésamo • Wheatgrass	• Umeboshi • Naranjas, limón • Fresas, cerezas, kiwi • Almendras • Mango, melón • Papaya • Perejil, cilantro • Brócoli, berro, etc. • Nueces • Germinados • Wheatgrass

VITAMINAS		
Vitamina D	**Vitamina E**	**Vitamina K**
• Almendras • Copos de avena • Verduras de hojas verdes • Baños de sol • Algarroba • Wheatgrass	• Copos de avena • Frutos secos: almendras, pistachos, avellanas • Semillas y aceite de sésamo • Nueces y aceite de nuez, olivas • Semillas y aceite de linaza, berro, maíz • Coco y aceite de coco • Semillas de calabaza • Soja orgánica • Wheatgrass	• Verduras de hoja verde • Coliflor, brócoli • Albahaca, salvia, tomillo • Coles de Bruselas • Soja orgánica • Wheatgrass
Beta-Caroteno	**Ácido fólico (B_9)**	**Vitamina PP (B_3)**
• Zanahorias • Calabaza • Espinacas • Sandía • Semillas de calabaza • Wheatgrass	• Legumbres, lentejas, maíz • Verduras de hoja verde • Espárragos • Copos de avena • Higos secos • Aguacate • Nueces, pistachos • Almendras, avellanas • Levadura de cerveza • Quinoa, amaranto • Mijo, nabo, berro • Soja orgánica • Cerezas	• Avena • Semillas de sésamo • Almendras • Levadura de cerveza • Cacahuete • Arroz integral • Quinoa, amaranto • Mijo, cebada • Melones, coco

MINERALES

Calcio

El calcio es un mineral indispensable para varios procesos del organismo tales como la formación de los huesos y los dientes, la contracción muscular y el funcionamiento del sistema nervioso. También ayuda en la coagulación de la sangre y en la actividad de algunas enzimas. El 95% del calcio de nuestro cuerpo se encuentra en los huesos y dientes (www.ministeriodesalud.go.cr).

Beneficios del calcio

Participa en el crecimiento, la formación y la vitalidad de los huesos y dientes. Protege contra la osteopenia y la osteoporosis. Ayuda a controlar la presión arterial alta. Previene la obesidad manteniendo en equilibrio la hormona paratiroides. Mantiene la presión de la sangre en niveles saludables.

Hierro

El hierro es un mineral fundamental para el cuerpo humano ya que participa en la producción de hemoglobina e interviene en el transporte de oxígeno en la sangre. Mantener una dieta equilibrada es necesario para evitar la anemia. Es importante tener en cuenta que el hierro se absorbe con mayor facilidad cuando nuestro cuerpo tiene vitamina C disponible. El Ministerio de Salud aconseja no consumir té, café o bebidas gaseosas durante o después de estas comidas que aportan hierro, ya que estas bebidas dificultan su absorción.

Beneficios del hierro

Fortalece el sistema inmunitario. Ayuda a tratar y a prevenir la anemia. Favorece el crecimiento y el desarrollo adecuados en las distintas etapas. Mejora las vías respiratorias. Ayuda a tonificar la piel. Agudiza las habilidades mentales. Aumenta la energía corporal. Favorece el sueño. Previene el insomnio.

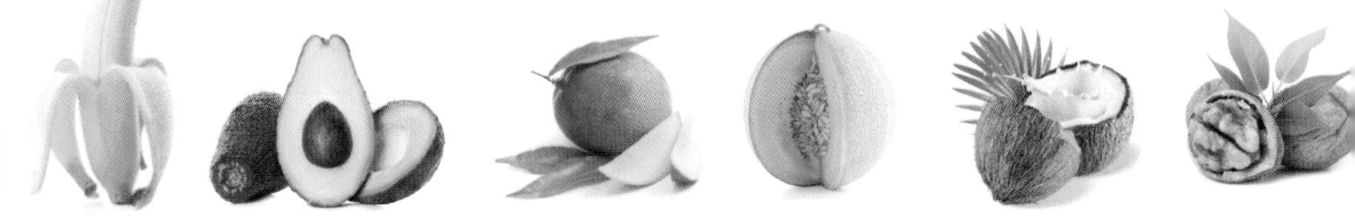

FUENTES VEGETALES		
Calcio	**Hierro**	**Fósforo**
• Semillas de sésamo (hasta 300 mg de calcio en 20 gr de semillas) • Algas marinas • Linaza • Tofu orgánico • Amaranto • Avellanas • Quinoa • Lentejas • Garbanzos • Almendras • Perejil • Brócoli • Berros • Espinaca • Col rizada • Nueces • Pistachos • Avena • Coco • Semillas de alpiste • Umeboshi • Algarroba • Wheatgrass	• Alga hiziki • Ciruela umeboshi • Tekka • Raíz de bardana • Avellanas • Mijo, quinoa, amaranto • Alga wakame • Alga kombu • Alga espirulina • Judías aduki y mung • Aluvias • Semillas de calabaza • Semillas de sésamo • Linaza • Lentejas, soja orgánica • Copos de avena • Zanahoria • Algarroba • Brócoli, espinacas • Pistachos, uvas pasas • Ciruelas pasas, perejil • Higos secos, berro • Wheatgrass, almendras	• Coco, linaza • Arroz yamaní • Nueces, almendras • Quinoa, mijo • Avena • Pistachos • Semillas de calabaza, sésamo • Legumbres • Cereales enteros • Sal marina • Algarroba • Soja orgánica • Wheatgrass
Potasio	**Sodio**	**Yodo**
• Coco, linaza • Nueces, almendras • Pistachos, avellanas • Plátanos, manzanas • Melon, aguacate • Semillas de girasol • Tomate • Patata, espárrago • Legumbres • Sal marina • Soja orgánica • Wheatgrass	• Wheatgrass • Coco • Centeno	• Wheatgrass • Algas • Sal marina • Berro, maíz

<table>
<tr><th colspan="3">FUENTES VEGETALES</th></tr>
<tr><th>Colina</th><th>Magnesio</th><th>Zinc</th></tr>
<tr><td>• Cacahuete
• Lechuga iceberg</td><td>• Wheatgrass
• Coco, linaza
• Nueces
• Pistachos
• Almendras, higos secos, avellanas
• Semillas de sésamo y de calabaza
• Verduras de hoja verde
• Tofu orgánico
• Legumbres
• Centeno, arroz integral, mijo, maíz
• Cebada, avena
• Plátanos</td><td>• Semillas de calabaza, girasol, sésamo, linaza
• Nueces, almendras, avellanas
• Jengibre
• Guisantes
• Soja orgánica
• Centeno, avena
• Mijo, perejil
• Champiñones
• Levadura de cerveza</td></tr>
<tr><th>Selenio</th><th>Lecitina</th><th>Manganeso</th></tr>
<tr><td>• Wheatgrass
• Nueces de Brasil
• Aceite de germen de trigo, centeno
• Avena, cebada
• Nabos, ajo
• Arroz integral
• Zumo de naranja</td><td>• Semillas de sésamo</td><td>• Nueces de Brasil
• Cebada
• Avena
• Centeno
• Pasas
• Arroz integral
• Verduras de hoja verde
• Zanahorias
• Coles de Bruselas
• Jengibre, linaza
• Soja orgánica</td></tr>
<tr><th>Azufre</th><th>Cobre</th><th></th></tr>
<tr><td>• Wheatgrass
• Coco</td><td>• Nueces
• Semillas de sésamo
• Linaza</td><td></td></tr>
</table>

FUENTES VEGETALES		
Hidratos de carbono	**Fibra**	**Ácidos grasos esenciale DHA (omega 3)**
• Copos de avena • Arroz yamaní, moti integral • Mijo, cebada, maíz • Centeno, trigo sarraceno • Mangos, uvas, plátanos • Melocotón, cereza, ciruela • Patatas, nueces, • Legumbres, garbanzos • Aguacates • Almendras, avellanas • Manzanas, melones, • Repollo, ajo, cebolla, tomates, etc. • Pasas y frutos secos • Semillas, coco • Levadura de cerveza • Semillas de sésamo • Wheatgrass	• Semillas y aceite de linaza • Arroz yamaní, mijo, maíz, avena, cebada, centeno, arroz moti, arroz integral • Almendras, avellanas, alubias, lentejas • Olivas, nabo, aguacate, peras, brócoli	• Semillas y aceite de Chía • Semillas y aceite de linaza • Aceite de canola • Avellanas y aceite de avellanas, almendras • Nueces, nueces de Brasil • Algas • Semillas de calabaza • Semillas y aceite de cáñamo • Semillas de sésamo • Semillas de salvia • Aguacates • Verduras de hojas verdes como col de Bruselas, espinaca, brócoli, pepino • Soja orgánica
Ácidos grasos esenciales (Omega 6)	**Carotenoides**	
• Aceite de cártamo • Nueces • Aceites vegetales de primera presión en frío: girasol, soja orgánica, sésamo • Semillas • Aceite y semillas de uva • Semillas de calabaza • Pistachos y almendras • Piñones • Avellanas	• Cereza, albaricoque • Melocotón, ciruela • Zanahoria, nabo, berro • Uvas pasas	

Una alimentación saludable

Existen hoy en día muchas líneas de alimentación saludable: macrobiótica, ayurvédica, hindú, vegetariana, vegana, raw food, etc. Cada una de las corrientes alimentarias tiene sus argumentos, mediciones científicas, alimentos preferidos, permitidos y otros casi prohibidos. En mi opinión personal, cada una de ellas tiene algo interesante para contarnos, para aportarnos, y nos da la oportunidad de elegir qué es mejor para nuestro cuerpo de acuerdo con nuestra personalidad, ritmo de vida, lugar geográfico, edad, momento evolutivo por el que atravesamos, etc. Todo está dispuesto para acompañarnos en nuestro camino de crecimiento y en nosotros está elegir y erigirnos como pilotos de nuestra nave en este viaje a través del tiempo que nos es dado.

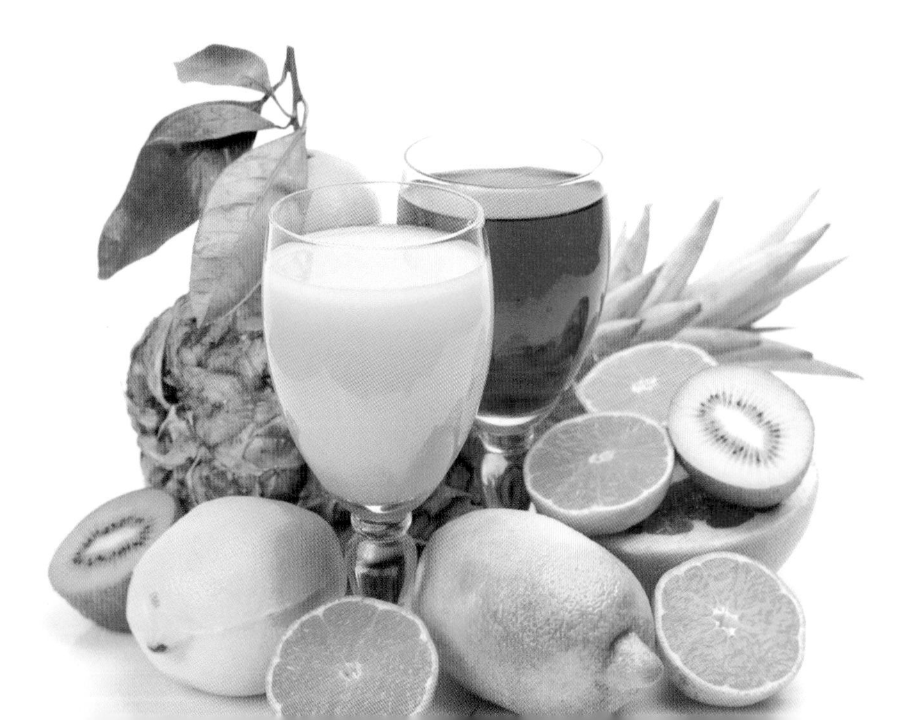

BIBLIOGRAFÍA

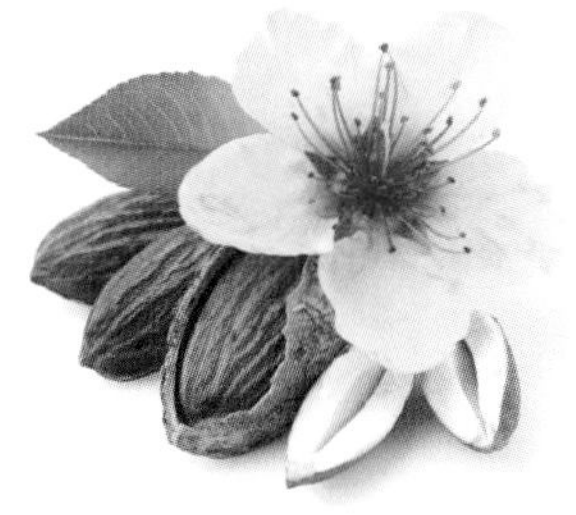

Libros consultados

La enzima prodigiosa, doctor Hiromi Shinya.
Naturalmente sanos, doctora Cinthia Blumencwejg
Las leches vegetales, Natalia Fernández Scosería.
Embarazo macrobiótico y crianza, Michio y Aveline Kushi.
Nutricion vitalizante, Néstor Palmetti.
Macrobiótica para todos, Perla Palacci de Jacobowitz
Plantas saludables, Néstor Palmetti.
Macrobiótica Zen, Georges Oshawa.
Nutrición espiritual, doctor Gabriel Cousens.

Sitios WEB

centrodesantis.com
Prama.com
saludybuenosalimentos.es
saludyalimentacionnatural.blogspot.com
alimentoybuenvivir.wordpress.com

saludableynatural.com.ar
Bionatural.es
Vidanaturalia.com
demedicina.com
nutricion.doctissimo.es
globalhealingcenter.net
verdeynatural.com.ar
Luzvida.com
chlorella.superalimentos.es
laguiaholistica.com.ar
malinalli-herbolariamedica.blogspot.com.arcocinasalud.com

CONCLUSIÓN

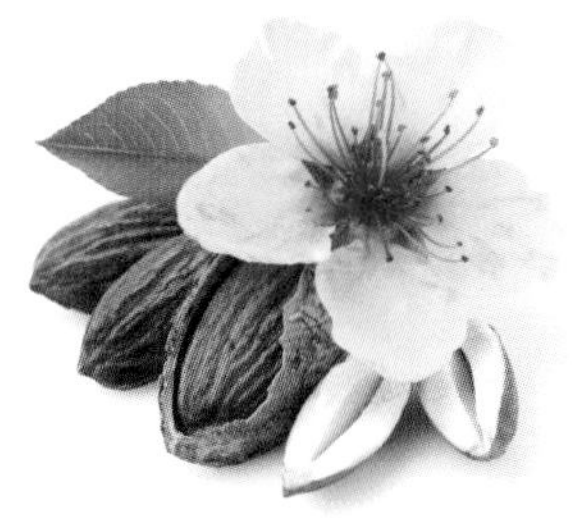

La elaboración de leches vegetales a partir de semillas y frutos secos es un proceso rápido y sencillo, cuando nos familiarizamos con él. De hecho, la mayoría de las recetas se elaboran tan solo con una batidora y una bolsa de filtrado que se puede adquirir en las tiendas de productos naturales. También es muy fácil hacer licuados, zumos verdes, helados, aguas alcalinas y enzimáticas. Y todo esto puede integrarse en nuestra alimentación como una alternativa a fin de ampliar la dieta con nutrientes de alta calidad, de fácil digestión y asimilación. Las frutas frescas, algas, hortalizas y superalimentos también son fáciles de consumir y muy nutritivos y vitalizantes.

Es mi deseo compartir estas recetas con todas aquellas personas que quieran experimentar este antiguo lugar del mundo. A mí me resultó fascinante, diferente y complementario. Tal vez haya creado algunas recetas en este libro, pero podría asegurar que no inventé nada. El valioso aporte nutritivo de los frutos secos, semillas, frutas, hortalizas y algas es milenario. Solo investigué, asistí a cursos de cocina, leí libros, conversé con gente que lleva años en este tema, y principalmente, llevé a la práctica lo aprendido, una y otra vez, comprobando los resultados positivos en mi salud y en la de mi familia. Aquí, comparto con alegría y gratitud mucho de lo que he aprendido.

AGRADECIMIENTOS

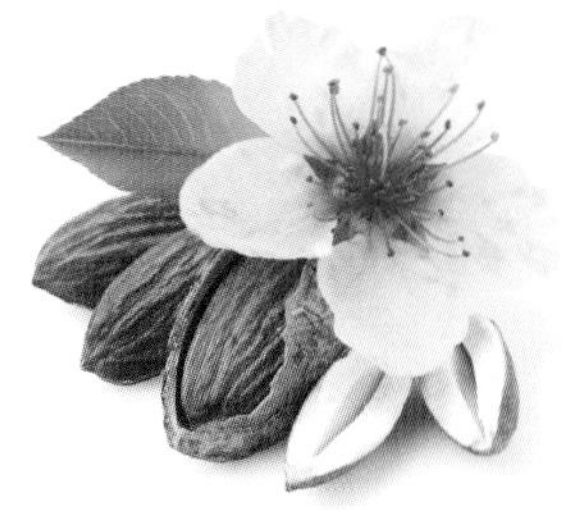

Agradezco a mi compañero Javier Semeñenko, que con paciencia, alegría y mucho trabajo me acompaña en mi camino de exploración y aprendizaje. Gracias a Indiana, mi hija, que iluminó toda mi vida y por ella me inicié en este camino comenzando con las leches vegetales. Gracias a su pediatra, Hugo, por acompañarnos y apoyarnos en esta aventura, y gracias a cada una de las personas que me ayudaron en cada parte de este camino: el doctor Antonio de Santis, Laura De Santis, Sandra La Porta, la doctora Gabriela Kozyra, el doctor José María Paglilla, la doctora Cinthia Blumencwejg, Claudia Carrara, Morena y Alejandra Pais –del restaurante BIO Orgánico–, el técnico en nutrición Néstor Palmetti, Diego Castro –cheff de alimentación viva–, Mauro Massimino –chef de Buenos Aires Verde–, Perla Palacci de Jacobowitz –de la casa de Oshawa–, Fernando y Ana Balbi –de colmenas Antilhue– y mi madre.

Especialmente GRACIAS a la MADRE TIERRA por su magia y sus misterios, por entregarnos cada día en cada alimento sus colores, sus aromas, sus sabores, su abundancia nutritiva y su Amor.

ÍNDICE

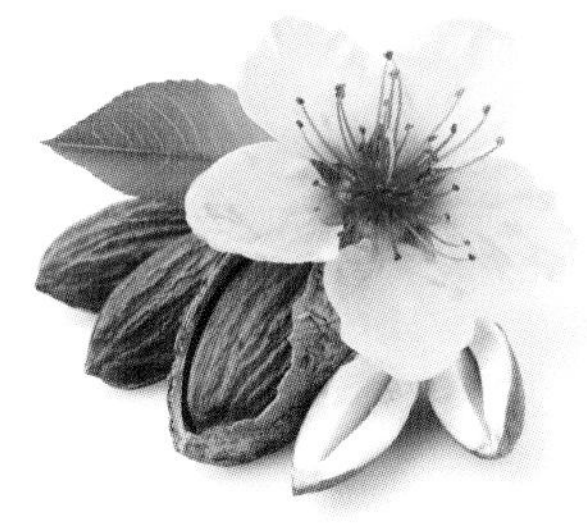